关节骨病及运动损伤科普知识 **100** 问系列

总主编 徐卫东

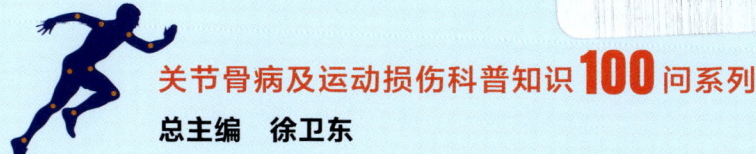

全内技术重建前交叉韧带 100 问

徐卫东 冯建豪 徐一宏 编著

复旦大学出版社

总主编简介

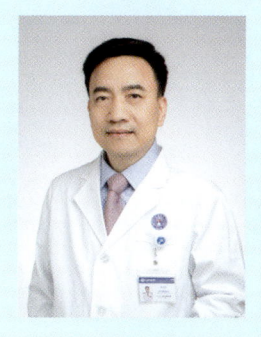

徐卫东，主任医师、教授、博士生导师。海军军医大学第一附属医院（上海长海医院）关节骨病外科主任、全军临床重点专科（骨科）负责人。入选上海领军人才，获上海市首届十大"仁心医师"称号及人民日报健康客户端主办的第五届"国之名医"称号。担任中央军委第四届保健委员会会诊专家、海军军事训练伤防治专家组组长、中华医学会运动医疗分会副主任委员及膝关节学组组长、中国医师协会运动医学医师分会副会长、上海市医学会第十届运动医疗分会主任委员、《中华关节外科杂志》副总编、《中华骨科杂志》编委等，是军内外著名的运动医学、训练伤防治和骨关节疾病诊疗专家。

从医34年来，始终亲自实施每一台手术，经验丰富、技术精湛。深入研究强直性脊柱炎等脊柱关节疼痛病症的发病机制，积极探索诊治方案，并牵头制定相关专家共识等，成为该领域的学术带头人。长期从事关节外科、运动及战训损伤的诊断与治疗，专长人工髋关节、膝关节和肩关节置换，以及膝关节半月板及前、后交叉韧带重建和肩与踝关节镜手术，关节畸形矫正，常见四肢及关节骨折手术等。

主编/主译著作50余部。以第一/通讯作者发表SCI收录论文70余篇、在国内期刊发表论文百余篇。以第一申请/项目负责人承担国家自然科学基金4项，牵头全军重大科研专项1项等。获军队科技进步奖等。

总 序

关节、骨骼、肌肉和韧带的健康构成了人体健康的基石。它们不仅构筑了人体的框架,支撑体重和保护内脏器官,更是赋予我们运动能力的关键,使我们能够自如地进行日常活动和参与各类体育竞技。然而,随着社会的不断发展,老龄化进程的日益加剧以及慢性病发病率的持续居高不下,关节、骨骼等相关疾病的患病率逐年增加,这已然成为影响中老年人社会活动和生活质量的重要问题。与此同时,在全民健身热潮的背景下,由于部分人群对科学健身的重视程度不足,或者缺乏专业的运动指导,导致运动健身人群发生运动损伤的风险明显增加。2016年,国务院印发的《"健康中国2030"规划纲要》中,明确提出:"把人民健康摆在优先发展的战略地位。"为了推动全民健身向更高层次发展,满足人民群众日益增长的健身和健康需求,2021年国务院又发布了《全民健身计划(2021—2025年)》。这些政策文件使得运动促进健康的理念深入人心,但是关节骨病及运动损伤相关问题也对"健康中国"战略的实施提出了新的挑战。

在这样的背景下,"关节骨病及运动损伤科普知识100问系列"应运而生。作为本丛书的总主编,回首近30载的临床历程,我心中满是感慨。在那一方救死扶伤的医疗前线,我与无数关节骨病及运动损伤患者相遇。他们或因知识的匮乏,在疾病悄然来袭时浑然不觉,错失了早期治愈的黄金时机;或因深陷认识的误区,在错误的治疗歧途上渐行渐远;又或因对手术心怀恐惧,在犹豫与拖延中,让康复的希望渐渐黯淡;再或因不了解术后康复的重要性,而忽视了康复锻炼,使手术效果大打折扣。每一种情形,都令我非常痛心。依托于海军军医大学第一附属医院(上海长海医院)关节骨病外科团队的深厚专业底蕴和丰富临床经验的优势,我带领大家一起编写了这套科普知识100问系列丛书,希望能够为患者及其家属答疑解惑,提升他们对以上问题的认知,帮助他们科学和勇敢地面对疾病和伤痛。

虽然目前市面上有一些同类图书,但是大多较为零散,内容也不够系统、全面。本丛书全面且深入地覆盖了关节骨病及运动损伤的各个方面,内容丰富多元,涵盖强直性脊柱炎、骨肿瘤、前交叉韧带损伤、半月板损伤、肩关节损伤、常见骨折、腰背疼痛等;也包括患者和家属非常关心的各种相关手术,如肩、膝、踝关节镜手术,人工髋、膝关节置换,前交叉韧带重建手术等,确保各类患者都能从中获取相关信息。

本丛书以通俗易懂为宗旨,以一问一答的形式呈现,图文并茂。每本书都根据各自主题分为几个章节,系统地介绍骨骼、关节、肌肉、韧带的基本结构和功能;深入剖析疾病或损伤发生的原因、种类、临床表现、影像学特点及诊断要点;详尽阐释各种治疗手段,包括物理治疗、药物治疗和手术治疗;在此基础上,还精心总结常见的运动损伤预防技巧以及行之有效的康复方法,无论是运动员在激烈赛事中的自我防护,健身爱好者在日常锻炼中的防患未然,还是部队官兵高强度训练中的健康保障,乃至普通人群在日常活动中的骨骼肌肉呵护,都能从中获取实用的指导。

通过这套精心编撰的科普丛书,我们由衷期望,以知识为力量,以科普为桥梁,有效地防治关节骨病和运动及战训损伤,助力患者战胜伤病,重获健康,重返运动;进而将运动促进健康的理念落到实处,为"健康中国"战略的稳步推进贡献一份力量,让每一个人都能在健康的道路上稳健前行,畅享活力人生。

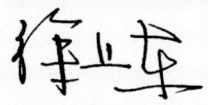

前 言

在运动医学领域中,前交叉韧带损伤是最常见的膝关节运动损伤之一,占膝关节相关伤病门诊量的一半以上。作为连接股骨与胫骨的关键结构,前交叉韧带能够维持膝关节的稳定性,而一旦发生损伤,膝关节可能出现不稳、乏力等症状,进而影响患者的日常生活、工作及运动能力。

随着全民健身运动的普及,群众运动损伤风险增加,前交叉韧带损伤的发病率也逐年上升。在日常门诊中,我们接诊了大量因前交叉韧带损伤而寻求帮助的患者,其中大量患者是对膝关节功能有较高需求的青年人。令人担忧的是,许多患者对前交叉韧带损伤的诊断及治疗存在明显的认识不足,甚至存在误区。例如,部分患者误以为急性期的疼痛和肿胀缓解后,损伤便已经痊愈,忽视了进一步治疗的必要性。在治疗方面,一些患者对手术仍抱有恐惧心理,对术后康复锻炼的方法缺乏了解。这些误解都可能导致患者错过最佳的治疗时机,影响患者运动功能的恢复。由于前交叉韧带损伤后存在长期的膝关节不稳定,容易并发膝关节的半月板损伤和退行性骨关节炎。这种因前交叉韧带损伤导致的膝关节影像学改变和功能障碍,常被形象地称为"年轻人的老年膝"。

随着现代医学的发展,目前临床上完全有能力和办法治疗前交叉韧带损伤。对于需要手术的前交叉韧带损伤患者,相关技术已十分成熟。通过关节镜技术,医生一般只需在膝关节周围做3个小切口就能完成手术。这种微创方法不仅缩短了住院时间,还减轻了患者的痛苦和心理负担。尤其是近年来出现了该领域最引人注目的新技术——采用全内技术重建(以下简称全内重建)的前交叉韧带。相比传统的重建技术,全内重建具有创伤更小、康复更快等优势。

作为运动医学科的医生,我们深知提升手术技术的重要性,同时也认识到提高公众认知的必要性。目前,大众缺乏一本全面介绍全内重建前交叉韧带的科普书籍,这促使我们着手撰写本书。在本书中,我们通过多个实际案例分析和直观的图片,用通俗易懂的语言向读者介绍前交叉韧带损伤的基础知识、全内重建的优势以及术后康复的注意事项。希望通过这种方式,能够增进大家对前交叉韧带损伤的认识,了解全内重建技术,从而在面对前交叉韧带损伤时,能够基于充分的信息做出更加合理的选择,有效避免后续可能出现的问题,尽早重返正常的生活和运动。

目 录

前交叉韧带损伤的常识

1. 什么是前交叉韧带？ …………………………………………… 002
2. 前交叉韧带在人体中起什么作用？ …………………………… 003
3. 为什么会出现前交叉韧带损伤？ ……………………………… 004
4. 前交叉韧带损伤的原因有哪些？ ……………………………… 006
5. 前交叉韧带损伤的类型有哪些？ ……………………………… 008
6. 前交叉韧带损伤有哪些分期？ ………………………………… 009
7. 急性前交叉韧带损伤有哪些表现？ …………………………… 010
8. 亚急性期和慢性期前交叉韧带损伤有哪些表现？ …………… 011
9. 膝关节出现不稳定一定是前交叉韧带损伤了吗？ …………… 012
10. 前交叉韧带损伤的发病率高吗？ ……………………………… 013
11. 为什么前交叉韧带损伤越来越常见？ ………………………… 014
12. 什么情况下前交叉韧带会在运动中"罢工"？ ………………… 015
13. 哪些人是前交叉韧带损伤的高风险人群？ …………………… 017
14. 为什么年轻人容易发生前交叉韧带损伤？ …………………… 018
15. 为什么运动员容易发生前交叉韧带损伤？ …………………… 019
16. 为什么军人容易发生前交叉韧带损伤？ ……………………… 021
17. 为什么女运动员容易发生前交叉韧带损伤？ ………………… 024
18. 为什么运动爱好者容易发生前交叉韧带损伤？ ……………… 026

⑲ 哪些体育明星发生过前交叉韧带损伤? ……………………… 027
⑳ 如何预防前交叉韧带损伤? ……………………………………… 028
㉑ 儿童和青少年也会发生前交叉韧带损伤吗? ………………… 031
㉒ 为什么儿童和青少年在运动时容易伤到前交叉韧带? ……… 032
㉓ 发生急性前交叉韧带损伤后第一时间该怎么办? …………… 034
㉔ 前交叉韧带损伤应该何时就诊? ……………………………… 037
㉕ 确诊前交叉韧带损伤一定要做磁共振成像吗? ……………… 038
㉖ 前交叉韧带损伤了,是不是一定需要治疗? ………………… 039

全内重建的概况

㉗ 为什么大多数前交叉韧带损伤需要手术重建? ……………… 042
㉘ 前交叉韧带重建手术的本质是什么? ………………………… 044
㉙ 为什么在前交叉韧带重建手术中需要移除原有韧带? ……… 044
㉚ 什么是全内重建,这个名字有什么特殊含义? ……………… 045
㉛ 全内重建如何麻醉? 是全身麻醉还是局部麻醉? …………… 045
㉜ 吸烟和饮酒是否会影响前交叉韧带全内重建手术效果? 需要术前
　 多久戒烟、戒酒? ……………………………………………… 046
㉝ 全内重建是一种微创手术吗? ………………………………… 047
㉞ 全内重建与传统重建有什么区别? …………………………… 048
㉟ 全内重建的皮肤切口通常有多大? 会在膝关节上留下多大的瘢痕? … 049
㊱ 全内重建手术一般需要多长时间? …………………………… 051
㊲ 全内重建手术前如何与医生沟通病情? ……………………… 051

38 谁是全内重建的开创者? ········· 052
39 全内重建是如何进一步发展的? ········· 052
40 为什么早期的全内重建手术没有成为主流? ········· 054
41 为什么倒打钻在全内重建中如此关键? ········· 055
42 早期倒打钻技术有哪些不足之处? ········· 055
43 谁发明了可翻转钻翼的倒打钻? ········· 057
44 为什么说第 2 代全内重建技术是全内重建开始大范围应用的里程碑? ········· 057

全内重建的优势

45 前交叉韧带重建手术成功的关键是什么? ········· 060
46 传统重建手术中移植物存在哪些问题? ········· 061
47 传统重建手术中骨隧道制作存在哪些问题? ········· 061
48 传统重建手术中固定方式存在哪些问题? ········· 062
49 全内重建在移植物的制备上有哪些优势? ········· 063
50 在全内重建手术中,移植物的长度控制在多少最为合适? ········· 064
51 在全内重建手术中,移植物要多粗才算够? ········· 064
52 为什么全内重建手术更倾向于使用自体移植物? ········· 065
53 自体移植物有什么不足之处? ········· 065
54 前交叉韧带全内重建手术的自体移植物来源有哪些? 各有什么优势? ········· 066
55 为什么在大多数全内重建手术中,医生选择腘绳肌肌腱时,只取半腱肌

肌腱,而保留股薄肌肌腱呢? ······ 067
56 为什么通常不建议选择异体移植物? ······ 067
57 在全内重建手术中,骨隧道是怎么制作的呢? ······ 068
58 在全内重建手术中,有哪些骨隧道定位的方法? ······ 069
59 全内重建手术在制作骨隧道方面有哪些优势? ······ 070
60 为什么全内重建手术通常选择袢钛板悬吊固定? ······ 070
61 全内重建手术中袢钛板的种类有哪些? 区别是什么? ······ 071
62 全内重建手术在移植物固定方面有哪些优势? ······ 071
63 全内重建手术的悬吊固定会导致骨隧道变大吗? ······ 072
64 为什么说全内重建手术尤其适合中国人? ······ 073
65 全内重建手术会不会让术后疼痛感更轻? ······ 074
66 全内重建手术与传统重建手术在费用上有何差别? ······ 075
67 儿童和青少年可以采用全内重建手术吗? ······ 076

全内重建的康复

68 全内重建手术前需要做哪些康复训练? ······ 078
69 膝关节活动需要恢复到什么程度才能进行全内重建手术? ······ 078
70 全内重建手术后,如何进行康复? ······ 079
71 如何预防全内重建手术后关节僵硬? ······ 081
72 全内重建手术后,膝关节会肿起来吗? ······ 082
73 前交叉韧带全内重建手术后膝关节反复积液是什么原因? 需要
　　抽液吗? ······ 083

74 全内重建手术后,切口多久才能长好? ·················· 084
75 全内重建手术后,应该如何护理切口? ·················· 084
76 全内重建手术后,是否可以洗澡? ····················· 085
77 全内重建手术后,饮食方面有哪些注意事项? ············ 086
78 全内重建手术后,需要佩戴支具吗? ····················· 087
79 全内重建手术后,能热敷吗? ························· 088
80 全内重建手术后,冰敷是重要的康复手段吗? ············ 089
81 全内重建手术后,需要口服止痛药吗? ·················· 089
82 全内重建手术后,怎样知道是否有感染? ················ 090
83 全内重建手术后,如何预防感染? ····················· 092
84 全内重建手术后,出现哪些症状应该马上去医院? ········ 093
85 全内重建手术后,应该什么时候开始做康复锻炼? ········ 094
86 全内重建手术后,康复锻炼的重点是什么? ·············· 094
87 为什么全内重建手术后的康复锻炼需要在医生的指导下进行? ····· 095
88 全内重建手术与传统重建手术在康复时间上有何差别? ······ 095
89 为什么全内重建手术后的康复计划要因人而异? ·········· 096
90 什么是开链运动和闭链运动? ························· 097
91 为什么全内重建手术后,闭链运动是首选的康复运动? ······ 097
92 全内重建手术后,哪些闭链运动有助于康复? ············ 098
93 全内重建手术后,应该什么时候开始做闭链运动? ········ 099
94 全内重建手术后,为什么进行开链运动还有争议? ········ 099
95 全内重建手术后,哪些开链运动可以帮助恢复? ·········· 101
96 全内重建手术后,膝关节伸不直、屈曲不到正常怎么办? ······ 102

- 97 全内重建手术后,怎样有效地锻炼膝关节的活动度？ …………… 103
- 98 全内重建手术后,多久可以开始运动？ ………………………… 104
- 99 全内重建手术后,怎样才能知道可以重返运动场了？ ………… 104
- 100 全内重建手术后,如何科学防护以远离再次损伤？ …………… 105

前交叉韧带损伤的常识

1. 什么是前交叉韧带?

膝关节是人体最复杂且重要的关节之一,它如同一座精密的桥梁,承担着行走、跳跃、奔跑等日常活动的重任。而在这座桥梁的中心部位,有一条默默守护膝关节稳定的"安全绳"——前交叉韧带(anterior cruciate ligament,ACL),它以其独特的存在,为我们的膝关节提供了坚实的支撑与稳定的保障。

膝关节有 4 条主要韧带,其中 2 条位于关节腔内,相互交错形成一个"X"形结构,共同维持关节稳定性(图 1)。位于前方的那条韧带,称为前交叉韧带,也称作前十字韧带。它的作用是限制胫骨(小腿骨)相对股骨(大腿骨)过度前移;同时,它还像一位细心的协调员,协助维持膝关节在旋转时的稳定性,确保每一次转身和跳跃都能准确无误、优雅自如。

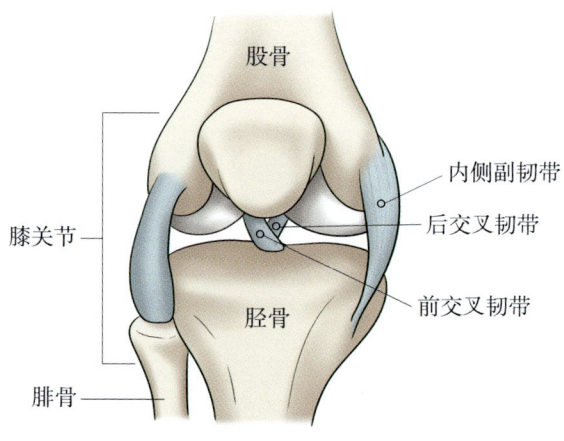

图 1 膝关节解剖示意图

2 前交叉韧带在人体中起什么作用？

在讨论前交叉韧带的作用时，我们可以把它比作汽车的安全带。当汽车在宽阔的公路上驰骋时，突然前方出现紧急情况，虽然驾驶员紧急刹车减速，但车上人员却因为安全带的束缚，稳稳地固定在座位上，避免了受伤。此时，安全带就是"生命守护者"。同样地，前交叉韧带的功能就像"安全带"，通过限制胫骨前移和旋转来维持膝关节的稳定性（图2）。

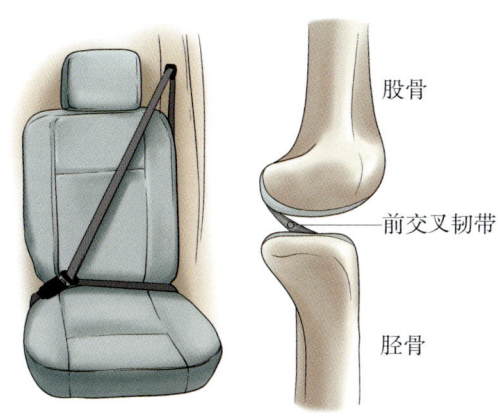

图2 前交叉韧带——膝关节内的"安全带"，避免胫骨过度前移

前交叉韧带在膝关节日常活动中扮演着重要的角色，时刻保护着膝关节免受伤害。那么，前交叉韧带究竟有哪些作用呢？

首先，前交叉韧带连接着股骨和胫骨，确保这两块骨骼之间能够稳定连接。当进行各种运动时，无论是快速奔跑、急停变向，还是跳跃落地，前交叉韧带都能迅速响应，帮助膝关节保持稳定，防止因过度扭曲或错位而造成损伤。

让我们通过一些生活中的例子来更深入地了解前交叉韧带的作用。

（1）足球比赛：在足球比赛中，运动员需要完成快速变向或急停时，前交叉韧带会迅速响应，帮助膝关节保持稳定，避免因突然的动作改变而受伤。

（2）滑雪：在滑雪时，当进行快速转弯或紧急制动操作时，前交叉韧带帮助身体保持平衡，降低摔倒风险。

（3）舞蹈：舞蹈演员在表演中需要快速旋转或跳跃，前交叉韧带通过控制膝关节稳定性，防止落地时膝关节过度扭曲或错位。

（4）上下楼梯：上下楼梯是我们每天都会进行的动作。在这个过程中，膝关节不仅需要承受体重，同时还要适应楼梯高低的变化，尤其是身体前倾产生的胫骨前向剪切力。前交叉韧带就像贴身保镖，保护膝关节免受伤害。

总之，前交叉韧带在保护膝关节方面发挥着重要作用。了解前交叉韧带的作用和保护方法，对于保持膝关节的健康至关重要。让我们从今天开始且行且珍"膝"，通过科学运动和科学预防保护膝关节，享受健康生活。

3 为什么会出现前交叉韧带损伤？

在每个人的膝关节内，都有一位默默奉献的守护者——前交叉韧带。它如同一位忠诚的卫士，支撑着膝关节的稳定。然而，即使这位"守护者"再坚韧，也可能因过度负荷或意外冲击而受伤。那么，它是如何受伤的呢？

（1）篮球场上的意外：在篮球场上，运动员正准备来个漂亮的扣篮,但落地时脚一滑,膝关节遭遇突如其来的撞击,或者被迫做出了超出正常范围的扭转动作。这时,前交叉韧带可能因为超出承受能力而撕裂,这就是我们常说的前交叉韧带损伤。

(2)滑雪场上的事故:在滑雪过程中,前交叉韧带损伤通常由非接触性动作(如高速转弯时滑雪板卡住,导致膝关节内旋)或摔倒时的异常剪切力引起。

1)高速转弯过程中,当滑雪板外侧边缘与雪面接触,如果滑雪板意外被雪面卡住,滑雪者屈膝缓冲,但此时膝关节将承受过大的内旋和外翻力,进而导致前交叉韧带撕裂。

2)在躯体失衡或摔倒时,双下肢不对称受力使得膝关节承受异常剪切应力,从而导致前交叉韧带损伤。

3)当采用滑雪板尾部触地制动时,非生理性体位会导致胫骨过度前移,进而撕裂前交叉韧带。

(3)足球场上的激烈对抗:在一场激烈的比赛中,足球运动员正全速奔跑时,与对手发生碰撞。这种撞击会使膝关节做出非常规的动作,膝关节外翻角度增大,甚至因身体失衡引起膝关节突然扭转,前交叉韧带在这些情形下就可能受伤。

(4)网球场上的快速反应:在网球比赛中,运动员需要快速移动到球场的不同位置,经常需要在场地上做出急停和迅速转向的动作。在没有充分准备的情况下,这些动作可能会给前交叉韧带造成过大的压力。

(5)沙滩上的活动损伤:在沙滩上踢足球或打排球时,沙子的柔软和不稳定性使得运动员在跳跃、着陆或突然改变方向时更容易失去平衡,从而增加前交叉韧带损伤的风险。

(6)日常生活中的不经意动作:例如从座位起身时膝关节的异常扭转,或是在不平整的地面上行走时突然失足摔倒,都可能会导致前交叉韧带损伤。

从这些生动的例子可以看出,无论是剧烈运动还是日常琐事,前交叉韧带损伤多发生在需要膝关节快速扭转、急停或落地的情况下(图3)。因此,了解这些风险因素,并采取适当的预防措施,对于保护膝关节健康至关重要。

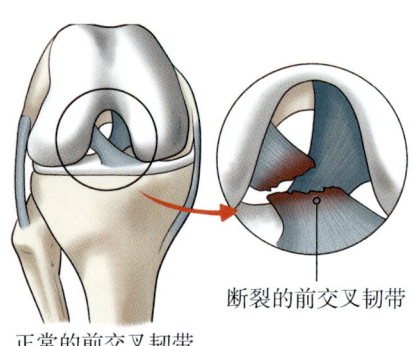

正常的前交叉韧带　　断裂的前交叉韧带

图3　前交叉韧带损伤示意图

4 前交叉韧带损伤的原因有哪些?

前交叉韧带损伤的原因分为两大类:接触性损伤和非接触性损伤。

(1)接触性损伤:通常由直接冲击造成,就像一记直拳正中膝关节,力量巨大且直接。例如:

1)交通事故中的撞击:在骑行或驾驶时不慎摔倒,膝关节可能直接撞击地面或硬物而导致损伤。

2)运动场上的碰撞:在篮球、足球等接触性运动中,与对手直接碰撞而导致损伤。

3)跌倒或坠落时的直接撞击:在湿滑的地面上滑倒,抑或是从高处坠落,膝关节直接撞击到地面,造成损伤。

（2）非接触性损伤:如同"隔山打牛"——力量并非直接作用于膝关节,而是通过身体其他部位传递,这也是前交叉韧带损伤最常见的原因。例如,落地时胫骨固定而股骨内旋,也可能导致前交叉韧带撕裂(图4)。

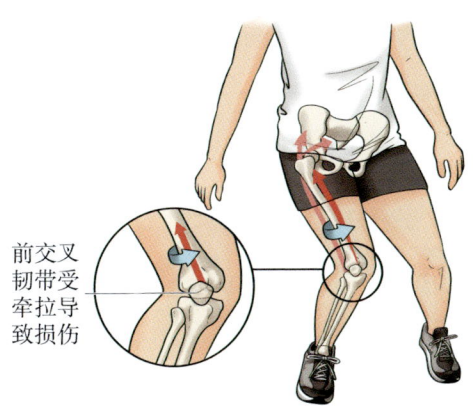

图4 非接触性损伤引起前交叉韧带损伤

1）跑步时的突然急停:在跑步时,如果突然急停,身体向前的力量可能会使胫骨承受过度的前向剪切力,进而导致前交叉韧带撕裂。

2）篮球运动中的快速变向和落地:在篮球场上快速变向时,膝关节需要快速调整角度,以适应身体的突然转向,这种动作会对前交叉韧带造成额外的剪切力,从而导致损伤。

3）滑雪时的急转弯:在滑雪时,为了躲避障碍物或进行急转弯,膝关节需要做出快速的旋转动作,这也会对前交叉韧带造成损伤。

5 前交叉韧带损伤的类型有哪些?

前交叉韧带如同一根坚韧的绳索,帮助膝关节保持稳定。但正如任何绳子都会磨损或断裂,前交叉韧带也会因为各种意外或过度使用而受伤。就像生活中绳子断裂的情况,前交叉韧带也有两种损伤:部分损伤和完全损伤(图5)。

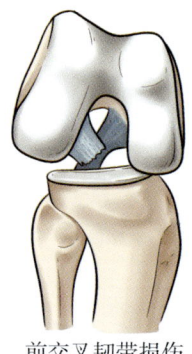
前交叉韧带损伤

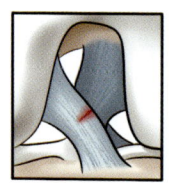
部分损伤

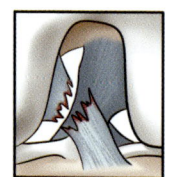
完全损伤

图 5 前交叉韧带损伤的类型

(1)部分损伤:相当于"绳子部分断裂"。在这种情况下,前交叉韧带只有一部分纤维受损,但整体结构还没有完全断开。这就像是用一根绳子拉重物,突然听到绳子"啪"的一声,但绳子并没有完全断裂。患者仍可行走,但可能出现运动时疼痛或轻微松动感。例如:

1)健身房里过度训练:在健身房进行高强度训练时,如果没有适当的休息和恢复,在疲劳状态下,机体对神经、肌肉的控制减弱,导致膝关节动态稳定性降低,前交叉韧带可能会因为重复性应力刺激而出现部分损伤。

2）长跑运动员的慢性损伤：长跑运动员在日常训练中，由于反复的冲击和扭转动作，前交叉韧带可能会出现微小的损伤。这些微小损伤在长时间的训练中逐渐积累，最终可能导致韧带部分损伤。

（2）完全损伤：相当于"绳子完全断裂"。所有纤维断裂后，膝关节可能突然错位，伴随明显疼痛、肿胀和活动困难。例如：

1）足球比赛中的碰撞：在足球比赛中，当球员高速奔跑时，如果不慎与对方球员发生碰撞，会使膝关节过度扭曲，造成前交叉韧带的完全损伤。

2）滑雪时的跌倒：运动员在滑雪时不慎跌倒，尤其是膝关节先着地的情况下，会因冲击力过大而导致前交叉韧带完全断裂。

6 前交叉韧带损伤有哪些分期？

前交叉韧带损伤分为急性期、亚急性期与慢性期。每一期都有其特点。

（1）急性期：前交叉韧带损伤的急性期，通常发生在受伤后的前3周，症状最为明显。例如，日常活动或运动时，不慎扭伤膝关节，瞬间感到膝关节传来一阵剧痛，紧接着膝关节迅速肿胀，变得僵硬、难以动弹。此阶段，机体通过急性炎症反应（如红肿、渗出）启动自我修复机制，但过度肿胀反过来又会影响膝关节功能。

（2）亚急性期：随着急性炎症的消退，大约从第3周开始，损伤进入亚急性期。此时，膝关节的疼痛和肿胀开始逐渐减轻，大多数患者可以恢复行走。然而，这并不意味着问题已经完全解决。在这个阶段，膝关节仍然会感到僵硬，力量似乎也不如从前，需要一定时间来恢复往日的活力。

（3）慢性期：如果损伤没有得到及时的治疗，从伤后第6周开始就会进入慢性期。在这个阶段，膝关节的疼痛和肿胀已大大减轻，但无力和不稳仍然存在，并可能出现关节软骨磨损、半月板损伤等继发性问题。

综上所述，前交叉韧带损伤的不同分期反映了损伤后恢复过程的不同阶段。了解这些分期有助于患者与医生一起制订治疗计划，还能帮助患者更好地配合康复训练，从而加快恢复进程，早日恢复日常活动和运动。

7 急性前交叉韧带损伤有哪些表现？

如果在膝关节意外受伤后突然感到一阵剧痛，那可能是膝关节在发出求救信号。其中，以急性前交叉韧带损伤最为严重，需要引起重视。它的出现往往伴随着以下几个明显的征兆。

（1）记忆犹新的"那一刻"：大多数患者都能清楚地记得受伤的那一刻，比如在一次跳跃着地不当或急速转弯时，引起膝关节扭伤。

（2）"啪"的一声：部分患者甚至在受伤的瞬间听到一声清脆的"啪"，这可能是前交叉韧带断裂的声音。这种声音通常是由于韧带纤维在瞬间撕裂所发出的。

（3）疼痛的"大声疾呼"：前交叉韧带损伤后，膝关节会剧烈疼痛，仿佛在大声说："嘿，这里出问题了！"这种疼痛通常是突发的，会导致患者无法活动，甚至膝关节难以承重，需要拄拐或坐轮椅。

（4）肿胀的"充气球"：膝关节迅速肿胀，如同被注入液体的气球，这是因为关节内出现了积液。这种肿胀通常在损伤后的几小

前交叉韧带损伤的常识

时内发生,还会伴随膝关节周围皮肤温度的升高。

(5)活动受限的"枷锁":膝关节会变得僵硬,活动范围缩小,就像是被一副沉重的枷锁所束缚。这种活动受限会影响患者的日常活动,如下蹲、上下楼梯,甚至行走等。

(6)不稳定的"摇摆":走路或尝试活动时,膝关节会感觉松动,就像是踩在不稳定的软垫上,难以控制。

急性前交叉韧带损伤的表现多种多样(图6),且对患者的生活造成巨大的影响。了解这些表现有助于我们更好地识别前交叉韧带损伤,并及时寻求医疗帮助。

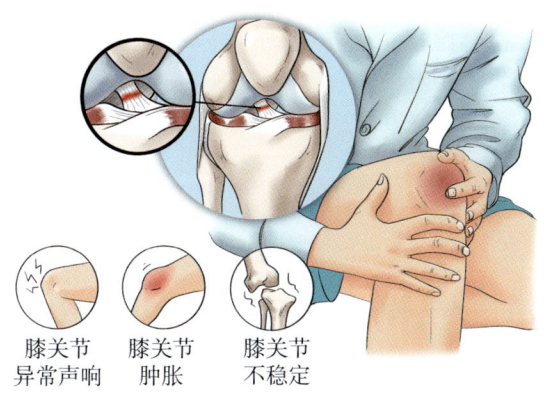

膝关节　　膝关节　　膝关节
异常声响　　肿胀　　不稳定

图6　急性前交叉韧带损伤的临床表现

8 亚急性期和慢性期前交叉韧带损伤有哪些表现?

当我们谈论前交叉韧带损伤时,往往会首先想到受伤初期的剧烈疼痛和肿胀。然而,随着时间推移,前交叉韧带损伤进入亚急性期和慢性期后,症状虽不再明显,却以另一种方式提醒患者

011

注意。

（1）亚急性期：疼痛的余波。亚急性期通常是指损伤后的第 3~6 周。在这个阶段，之前尖锐的疼痛已经逐渐减轻，变成一种可以忍受的轻微不适。膝关节的肿胀也开始消退，直至完全消失。然而，不要过于乐观，因为膝关节的不稳定和功能障碍会成为接下来需要面对的长期挑战。

（2）慢性期：稳定性的挑战。如果在亚急性期，前交叉韧带损伤未得到及时治疗，从伤后第 6 周便进入慢性期。在这个阶段，膝关节不稳和功能障碍会变得更加明显，甚至出现反复的肿胀、打软腿等情况。患者可能会感觉"脚下使不上劲"，这种无力感不仅影响运动表现，还会让日常简单的动作变得力不从心。比如上下楼梯，抑或突然的起步。

9 膝关节出现不稳定一定是前交叉韧带损伤了吗？

当我们在跑道上尽情地奔跑，或上下楼梯不慎扭伤时，突然间感到膝关节似乎失去了往日的稳定，那种松松垮垮的感觉让人心头一紧，不禁暗自揣测："难道是前交叉韧带受伤了？"别急着下结论，让我们先来一场膝关节稳定性的"探秘之旅"，看看这背后的真相究竟如何。

膝关节是身体中最复杂、负重最大的关节之一，它的稳定性并非单靠前交叉韧带来维持，而是一场复杂的"团队协作"。其中后交叉韧带、内侧副韧带、外侧副韧带等都是不可或缺的成员。它们各司其职，共同编织了一张保护网，确保膝关节在各种动作中都能稳如泰山。因此，当膝关节出现不稳时，可能是这个团队中的任何一员出了问题，前交叉韧带只是其中之一，而并非唯一的原因。

再来说说半月板,它常被比作膝关节的"减震器"。它位于股骨和胫骨之间,能分散压力并增强膝关节稳定性。但如果半月板损伤或撕裂,就如同汽车的减震系统失效,膝关节在承受冲击时就会失去那份从容,稳定性自然也会大打折扣。

岁月不饶人,中老年人的身体会随着时光的流逝而留下"痕迹"。骨关节炎或关节磨损,就像是关节软骨经过长年累月的摩擦后留下的"印记"。这些变化虽然无声无息,却也能让膝关节的稳定性大受影响。

此外,肌肉力量的平衡也是维持膝关节稳定的重要因素。如果大腿前侧的股四头肌过于强壮,而后侧的股二头肌力量不足,这就像是一艘船,前重后轻,航行起来自然会摇摇晃晃。因此,保持膝关节周围肌肉力量的均衡,对于维护膝关节的稳定性同样至关重要。

那么,当膝关节出现不稳定时,该怎么办呢?首先,当然是寻求专业医生的帮助。医生会通过详细的体格检查、影像学检查[如X线、磁共振成像(magnetic resonance imaging,MRI)等],来找到膝关节不稳的问题源头。膝关节不稳定往往是多种因素交织的结果,没有哪个因素可以独善其身。因此,及时的诊断、采取个体化的治疗方案,才是恢复稳定的关键。别让膝关节不稳定成为生活中的"绊脚石"。通过科学的诊断、合理的治疗,完全可以让膝关节重新焕发活力,稳稳地支撑起每一步运动。

10 前交叉韧带损伤的发病率高吗?

当观看一场紧张刺激的足球比赛时,球员们在场上飞奔、急转、跳跃。突然,一名球员在急停变向时倒地,捂着膝关节痛苦不堪，这可能就是前交叉韧带损伤的场景。根据美国的数据，每年大约每 3 500 人中就有 1 人会遇到这样的问题。这听起来或许只是一个小概率事件，然而当我们将这个数字乘以美国庞大的人口基数时，情况就变得截然不同——这相当于每年有数十万人面临着这种伤痛的困扰！这不是一组冷冰冰的数据，而是无数个家庭的担忧、运动员梦想的暂停，以及漫长的康复之路。

随着全民健身热潮的兴起，从晨跑的上班族到傍晚球场上的青少年，从跳广场舞的阿姨们到健身房里的健身爱好者，越来越多的人投身于体育活动中，享受着运动带来的快乐与健康。但与此同时，错误的动作和认知无形中增加了前交叉韧带损伤的风险。

近年来，前交叉韧带损伤在我国的发病率正以惊人的速度逐年上升，它已不再是一个遥远的概念，而是悄然成为日常生活中不得不面对的健康挑战。据不完全统计，前交叉韧带损伤患者已占据膝关节疾病门诊量的 50% 以上，成为运动爱好者的"梦魇"。因此保护膝关节，预防前交叉韧带损伤已刻不容缓。

11 为什么前交叉韧带损伤越来越常见？

随着生活水平的不断提高，越来越多的人开始意识到"生命在于运动"。无论是在体育馆内挥洒汗水，还是在健身房里塑形锻炼，或是在操场上尽情奔跑，运动已经成为我们生活中不可或缺的一部分。运动不仅让我们的身体更加强壮，也让我们精神焕发。

然而，在运动热潮席卷而来的同时，我们也面临着一个现实问题——运动损伤的风险也在增加。前交叉韧带损伤，这个曾经主要发生在专业运动员身上的伤病，现在也开始频繁出现在普通运动爱好者身上。那么，究竟是什么原因导致前交叉韧带损伤越来越常见呢?

（1）运动参与度的提高：随着健康意识的增强，参与运动的人数显著增加。健身房会员数量的增多，意味着更多人参与有氧和无氧运动。学校体育课程和课外活动的丰富，让更多的学生参与到篮球、足球等运动中。从青少年到中老年，从业余爱好者到专业运动员，更多的运动参与意味着更多的运动时间和更高的受伤风险。

（2）运动强度的增加：现代训练方法越来越注重高强度和高效率，这虽然提高了运动表现，但同时也增加了受伤的风险。例如，当下滑雪、滑冰等极限运动流行，这些运动中的急停、扭转等动作会增大前交叉韧带的负荷。如果缺少专业指导或足够的保护，就很容易导致前交叉韧带损伤。这也是滑雪爱好者调侃"滑雪的尽头是骨科"的原因。

（3）运动技巧和训练方法的不足：不正确的运动技巧和不科学的训练方法也是导致前交叉韧带损伤的一个重要原因。例如，许多运动爱好者通过网络教程进行训练，但由于缺乏专业指导，可能会导致运动姿势不标准，增加前交叉韧带损伤的风险。

综上所述，前交叉韧带损伤的愈发常见与人们的运动参与度提高、运动强度增加以及运动技巧与训练方法的不足密切相关。因此，在享受运动带来的快乐与健康的同时，我们也应时刻警惕运动损伤的风险，采取科学合理的运动方式和方法，保护好自己的前交叉韧带。

12 什么情况下前交叉韧带会在运动中"罢工"?

膝关节如同一套精密的汽车悬挂系统，它承载着身体的重量，让我们能够灵活自如地行走、奔跑、跳跃。而在这个复杂的悬挂系统中,前交叉韧带通过限制胫骨过度前移,维持膝关节的动态稳定。然而,就像汽车需要面对超负荷驾驶和恶劣路况一样,前交叉韧带也面临着种种挑战。如果忽视这些挑战,那么前交叉韧带就会在运动中突然"罢工",带来意想不到的麻烦。

(1)预防知识不足:未做热身,如同未检查车辆就上路。当驾驶一辆汽车准备长途旅行,但在出发前却忘记了检查车辆状况,没有给轮胎加足气,也没有检查机油和刹车系统,结果在行驶过程中,车辆很可能因为一个小故障而抛锚。同样地,很多人在运动前忽视了热身的重要性,没有做好充分的准备活动就直接投入运动。这就像未经检查的汽车上路一样,无形之中增加了前交叉韧带受伤的风险。

热身运动是运动前不可或缺的一环,它能够帮助肌肉和韧带慢慢进入运动状态,提高身体的灵活性,降低受伤的风险。因此,在每次运动前,不妨花上几分钟时间,做一些基础的拉伸和热身动作,让膝关节更好地应对接下来的挑战。

(2)超出能力范围:盲目追求高强度,如同超速行驶。在运动中,如果不顾自己的实际能力,盲目追求高强度、高难度的动作,那么前交叉韧带就可能因为承受不住过大的压力而"罢工"。

每个人的身体状况和运动能力都是不同的,因此在选择运动项目和强度时,一定要根据自己的实际情况来制订计划。不要盲目跟风或者追求刺激,而是应该循序渐进地提升自己的运动水平。同时,也要注意在运动过程中保持正确的姿势和动作,避免因为动作不当而受伤。

(3)从现实生活的教训中汲取经验:在现实生活中,前交叉韧带损伤的例子并不少见。例如,有些篮球运动爱好者在比赛中过于拼命,不顾自己的身体状况,频繁地进行高强度变向和落地,最终导致前交叉韧带撕裂。还有些跑步爱好者在没有充分热身的情况下就开始长跑,结果因为肌肉僵硬和韧带紧张而引发前交叉韧带损伤。

这些事例都提醒着我们,预防前交叉韧带损伤的重要性。请记住以下3点:①在运动前,一定要做好充分的准备活动;②在运动中,要根据自己的实际能力来选择合适的项目和强度;③在运动后,也要进行适当的放松和恢复,让膝关节得到充分的休息。

总之,前交叉韧带的健康直接关系自己的运动能力和生活质量。因此,一定要像保养汽车一样,精心呵护自己的膝关节,避免因为热身防护不足或逞强、蛮干而导致前交叉韧带"罢工"。

13 哪些人是前交叉韧带损伤的高风险人群?

流行病学研究表明,前交叉韧带损伤的发生率在逐年增加。基于生物力学特征、运动模式及职业暴露等风险研究,某些特定群体面临更高的受伤风险。需要警惕前交叉韧带损伤的高风险人群包括:年轻人、女性、运动爱好者、运动员和军人等(图7)。此外,

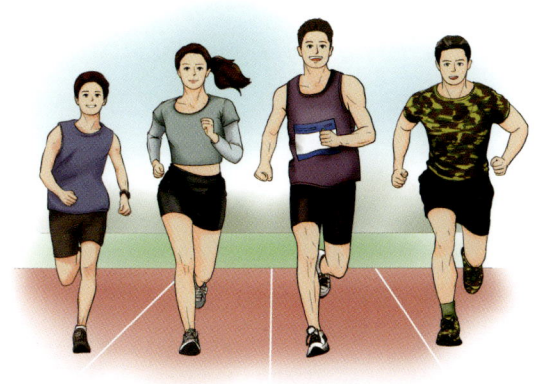

图7 前交叉韧带损伤的高风险人群

风险因素的叠加还将产生协同效应，例如年轻女性篮球运动员，其前交叉韧带损伤的发生率相较普通人群高 3～5 倍。

14 为什么年轻人容易发生前交叉韧带损伤？

在运动的舞台上，年轻人无疑是最活跃的参与者。他们热爱运动，勇于挑战，无论是篮球场上的激烈对抗，足球场上的飞驰奔跑，还是滑雪场上的潇洒身姿，都留下了他们青春的身影。然而，正是这份对运动的热爱，却让年轻人与前交叉韧带损伤之间似乎更容易产生关联。

（1）青春活力，也是双刃剑：年轻人的身体如同一台不知疲倦的机器，每一个细胞都渴望着运动与释放。他们喜欢挑战自己的极限，追求速度与激情。然而，正是运动中的这些快速变向、跳跃和急停等动作，会增加膝关节的剪切应力，增大前交叉韧带损伤的风险。

当在篮球场上奋力一跃，试图抢下那个决定胜负的篮板球时，膝关节需要承受多大的压力？抑或是在雪道上飞速下滑，突然遇到一个急转弯时，膝关节又需要如何迅速调整，以保持身体的平衡？这些看似平常的运动动作，其实都在无形中增加了前交叉韧带受伤的风险。

（2）自信过度，热身不足——隐形的"陷阱"：年轻人往往对自己的能力充满自信，这种自信让他们敢于尝试各种高难度的动作，却忽视了运动前的准备活动。

（3）现实生活中的"警钟"：以下这个案例告诉我们，年轻人在追求运动激情的同时，一定要量力而行，注重热身并做好保护措施。不要因为过度自信或者懒惰松懈，而忽略了这些看似微不足道却至关重要的环节。

> **生活案例**
>
> 小李是一位热爱足球的大学生,他几乎每天都会在操场上踢球,享受着运动带来的快乐。然而,在一次激烈的比赛中,小李为了抢球突然变向,膝关节过度外翻,伴随着膝关节剧痛,他随即摔倒在地。经过医院检查,小李被确诊为前交叉韧带撕裂。原来,小李在比赛前没有做好热身活动,而且平时也没有注意加强膝关节的保护。这次受伤,给热爱足球运动的小李带来了不小的打击。

青春是美好的,但青春也是脆弱的。在享受运动带来的快乐与挑战时,也要学会保护自己的身体。通过科学合理的运动和保养方式,让前交叉韧带成为运动路上的坚强后盾,而不是阻碍前进的"绊脚石"。让青春的生命更加健康、更加美好!

15 为什么运动员容易发生前交叉韧带损伤?

在赛场上,运动员们以惊人的速度和力量,不断挑战着人类的极限。每一次飞跃、每一次冲刺,都凝聚着无数汗水与努力。然而,在这光辉的背后,运动员的膝关节尤其是前交叉韧带,正默默承受着巨大的压力与挑战。

(1)高强度训练:赛场背后的"隐形磨砺"。一名田径运动员为了在百米赛道上那短暂的十几秒内爆发出惊人的速度,需要进行无数次地起跑、加速、冲刺训练。这样的高强度训练,对膝关节的要求极高,前交叉韧带在反复的高强度运动中,就像一根紧绷的弦,一直处于高度紧张状态。久而久之,这根"弦"就可能因为过度疲劳而发生损伤,甚至断裂。篮球运动员为了争夺篮板球和进攻机会,需要不断跳跃、奔跑、变向,这样的高强度训练,不仅考验着他们的技术和体力,更在无形中增加了前交叉韧带受伤的风险。

(2)快速变向与急停:赛场上的"瞬间考验"。在许多运动项目中,如篮球、足球和网球等,快速变向和急停是家常便饭。这些动作要求运动员在极短的时间内改变运动方向或突然停止,这对膝关节的灵活性和稳定性提出了极高的要求。而前交叉韧带,作为膝关节的重要稳定结构,自然成为应对这些动作的"关键角色"。

然而,正是这些看似潇洒的动作,却成为前交叉韧带损伤的"导火索"。当运动员在快速变向或急停时,如果膝关节发生过度旋转、内外翻或者过伸时,就会导致前交叉韧带承受过大的压力,从而发生损伤。

(3)跳跃与着地:空中的"舞蹈"与地面的"冲击"。跳跃与着地是许多运动项目中的常见动作。无论是篮球运动员的跳投,还是足球运动员的头球攻门,都需要运动员在空中完成一系列复杂的动作,并在落地时保持稳定。然而,这看似简单的跳跃与着地,却隐藏着巨大的风险。跳跃时膝关节内翻或着地时姿势不正确,会增加膝关节的剪切力和扭转力,可能导致前交叉韧带受伤。

(4)恢复不足:赛场下的"隐形杀手"。在紧张的比赛和训练日程中,运动员们往往没有足够的时间让身体恢复。这种恢复时间的不足,正悄无声息地侵蚀着运动员的身体。小伤小痛,如果不及时处理和恢复,就会逐渐累积成大伤。而前交叉韧带,作为膝关节的重要组成部分,自然也难以幸免。

前交叉韧带损伤的常识

> **生活案例**
>
> 职业篮球运动员小张在连续高强度比赛和训练后,没有足够的时间进行恢复。结果,在一次普通的跳跃落地时,因为落地姿势不当,导致前交叉韧带撕裂。这次伤病不仅让他错过了后续比赛,还对其职业生涯造成了严重影响。
>
> 这个案例告诉我们,恢复时间的重要性不容忽视。运动员们需要合理安排训练和比赛日程,确保身体有足够的时间进行恢复和调整。同时,他们也需要加强膝关节的保护意识,学习正确的跳跃和着地技巧,以降低前交叉韧带损伤的风险。

综上所述,运动员容易出现前交叉韧带损伤,这与高强度训练、比赛运动特点及恢复时间不足等因素密切相关。

16 为什么军人容易发生前交叉韧带损伤?

军人,身着戎装、肩负使命的守护者,不仅是国家安全的防线,更是人民安宁的保卫者。然而,在这份荣耀与责任背后,军人也面临着身体上的考验。在日常训练中,他们不仅要接受高强度的体能训练,还要掌握复杂的战术动作,以应对各种突发情况。然而,正是这些看似平常的训练,让军人的前交叉韧带面临着巨大的挑战,损伤的风险也随之增加。

(1)高强度训练:军人脚下的"无尽征途"。当晨曦初露,军营里响起了嘹亮的号角,军人一天的训练就此开始。长距离跑步是他们的必修课,每一步都踏出了坚定的信念与毅力。负重行军,更是对他们的体力与耐力的极大考验,沉重的装备压在肩上,也给膝关节带来更大的压力。而爆发力训练,如跳跃、冲刺等,则是对膝关节稳定性与力量的直接挑战。膝关节在反复的高强度训练中,承受着巨大的压力与冲击。前交叉韧带,作为膝关节的重要稳定结构,自然首当其冲,容易受到损伤。

(2) 复杂战术动作:战场上的"瞬息万变"。在执行战术动作时,军人需要迅速而准确地做出反应。无论是快速移动、跳跃还是匍匐前进,每一个动作都要求膝关节具备高度的灵活性和稳定性。然而,正是这些复杂多变的战术动作,让前交叉韧带面临着突如其来的拉伸与压力。

例如,在一次日常训练中,军人需要迅速从匍匐状态跃起,在这个过程中,膝关节需要迅速从弯曲状态变为伸直状态,前交叉韧带则需要承受巨大的拉伸力(图8)。如果动作不够协调或者膝关节稳定性不足而发生膝关节扭转,就可能导致前交叉韧带损伤。这种损伤不仅会影响军人的训练效果,更可能对他们的军旅生涯造成不小的影响。

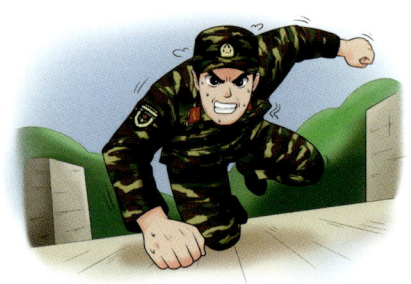

图8　从匍匐状态迅速跃起时前交叉韧带突然承受巨大拉伸力

(3)环境因素:自然界的"无情考验"。军人的训练环境多样(图9),包括崎岖不平的山地、泥泞湿滑的雨林等。这些不平整的地形和恶劣多变的天气条件,也增加了前交叉韧带损伤的风险。

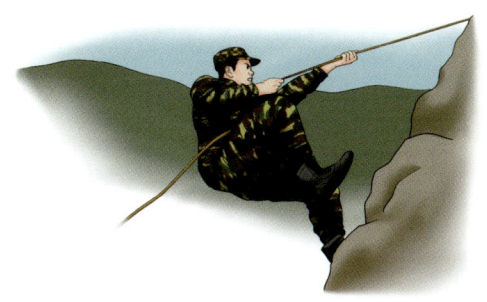

图9 军人训练环境多变

在一次野外拉练中,军人们需要穿越一片密林。由于地面湿滑,一位军人在行走时不慎滑倒,膝关节发生内翻扭曲,导致前交叉韧带撕裂。这样的意外虽不常见,却足以说明环境对军人训练安全的重要性。

综上所述,军人之所以容易出现前交叉韧带损伤,与训练强度大、战术动作的复杂以及环境因素等密切相关。为了预防这种损伤的发生,军人需要增强膝关节保护意识,锻炼膝关节周围肌肉,并注重训练前的热身与准备活动。同时,他们还需要掌握正确的运动技巧与着地方法,提高膝关节的稳定性与支撑力。只有这样,他们才能在战场上更加自信地冲锋陷阵,守护国家的安宁与和平。同时,我们也应该给予军人更多的关注和支持,让他们能够更好地履行职责、保卫家园。

17 为什么女运动员容易发生前交叉韧带损伤?

在运动场上,女运动员以她们独有的风采和卓越的技巧,赢得无数掌声与赞誉。然而,在这片充满激情与挑战的舞台上,她们却面临着比男运动员更高的前交叉韧带损伤风险。这背后的原因,与女性特有的身体特征紧密相关。

(1)关节的自然松弛度:女性身体的"柔韧之谜"。当两位运动员正在篮球场上进行一场激烈的对抗时,其中一位女运动员在快速变向时突然痛苦地倒在地上,她不幸遭遇前交叉韧带损伤。这一幕,让在场的所有人都为之揪心。这背后的原因,就是女性关节的天然松弛度。

女性关节的天然松弛度高于男性,这在一定程度上赋予她们在运动中的优势,能够轻松地完成一些高难度的动作。然而,这种松弛度有时也成为前交叉韧带受伤的"隐形陷阱"。在剧烈运动中,如果膝关节的稳定性不足,或者动作不够协调,就可能导致前交叉韧带承受过大的压力,从而发生损伤。图 10 中有 5 个简单又有趣的小测试,如果发现自己能轻松地完成其中 4 个动作,那很可

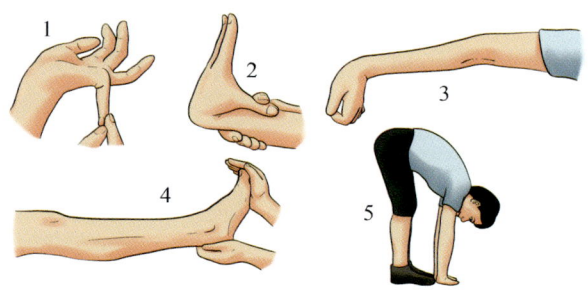

图 10　全身关节松弛度小测试

能意味着你的全身关节比一般人要"灵活"得多，需要格外小心，以免膝关节因为过度屈伸而损伤前交叉韧带。

（2）不同的运动方式：女性技巧与动作的"独特韵味"。在运动场上，女运动员的技巧和动作模式往往与男运动员有所不同。这种差异影响着膝关节受压的方式，从而增加前交叉韧带损伤的风险。

例如，在跳跃落地时，女性更倾向于用膝关节内翻的方式来着地。这种姿势虽然看起来更加优雅、轻盈，但会增加膝关节的压力，使得前交叉韧带受到额外的拉伸，容易导致前交叉韧带受伤。

（3）肌肉力量和控制：女性运动中的"稳定挑战"。肌肉力量和关节控制，是运动员在运动中维持稳定性和保护膝关节的重要因素。然而，与男性相比，女性的肌肉力量和关节控制往往较弱。这导致她们在运动中的稳定性不足，无法有效地保护膝关节免受损伤。

当一位女运动员在进行深蹲练习时，如果肌肉力量不足，她可能无法保持膝关节的稳定。这时，前交叉韧带就会因为承受过大的压力而发生损伤。因此，女运动员需要加强肌肉力量的训练，尤其是膝关节周围肌肉的力量训练。通过增强这些肌肉的力量和耐力，可以提高膝关节的稳定性和支撑力，从而降低前交叉韧带损伤的风险。

（4）激素因素：女性身体的"微妙变化"。女性的激素水平变化，也会影响韧带的松弛度和恢复能力，从而增加前交叉韧带损伤的风险。

例如，在女性月经期或孕期，激素水平的变化会导致韧带变得更加松弛。这时，如果进行剧烈运动或受到外力冲击，就更容易导致前交叉韧带受伤。因此，女运动员需要特别注意这些特殊时期的身体变化，尽量避免过度训练和疲劳。同时，可以进行一些针对性的拉伸和放松练习，以调节韧带状态和缓解压力。

综上所述，女运动员之所以容易出现前交叉韧带损伤，与她们的身体特征、运动方式、肌肉力量和控制以及激素水平变化等因素密切相关。为了预防这种损伤的发生，女运动员需要注重肌肉力量的训练和运动技巧的学习，并确保在高强度训练之后有足够的休息时间。教练和医疗团队也应该为女运动员提供专业的指导和支持，根据运动员的身体状况和运动水平，制订个性化的训练计划。只有这样，她们才能在运动场上更加自信地展现自己的风采和技巧。

18 为什么运动爱好者容易发生前交叉韧带损伤？

运动爱好者无论是在篮球场上运球如飞，还是在足球场上相互追逐，或是在滑雪场上享受速度的快感，他们的前交叉韧带都在默默地经历着一次次的挑战。那么，究竟是哪些因素，让运动爱好者更容易遭遇前交叉韧带损伤呢？

（1）快速变向：运动场上的"灵活考验"。在篮球、足球等运动中，快速变向频繁出现。这种突然改变方向的动作，对膝关节的稳定性要求极高。作为膝关节的重要稳定结构，前交叉韧带需要在此时承受额外的应力。然而，正是这种频繁而剧烈的方向变化，让前交叉韧带容易受到冲击，从而增加损伤的风险。

（2）跳跃和着地：空中的"惊险一跃"。跳跃，是许多运动中的常见动作。无论是篮球中的跳投，还是足球中的头球攻门，都需要运动员在空中完成一系列复杂的动作。然而，当运动员从空中落下时，膝关节需要承受落地时的巨大冲击力。如果着地姿势不当，例如身体重心不稳，膝关节出现不正常的扭曲，前交叉韧带就可能因为无法承受这种突如其来的压力而受伤。

（3）运动强度大：追求卓越的"代价"。运动爱好者们往往追求更高的运动强度和更好的表现。他们愿意付出更多的努力和时间，来提升自己的运动水平。然而，这种追求卓越的精神，有时却可能引发前交叉韧带损伤。

长时间的高强度运动会让膝关节处于持续紧张的状态，前交叉韧带也会因此受到过度的牵拉和挤压。这种损伤可以是急性的，也可以是慢性的累积性损伤，久而久之，这种过度的压力就可能导致前交叉韧带损伤的发生。

（4）缺乏适当的保护：运动中的"疏忽大意"。有时候，运动爱好者们因为过于专注于运动本身，而忽视适当的热身和保护措施。他们觉得热身活动浪费时间，或者觉得佩戴护具会影响自己的运动表现。然而，正是这种疏忽大意往往让他们付出沉重的代价。

适当的热身活动可以帮助膝关节逐渐进入运动状态，提高肌肉的灵活性和关节的润滑度，从而减少受伤的风险。而佩戴护具则可以提供额外的支撑和保护，限制膝关节的异常活动，降低前交叉韧带受伤的可能性。因此，无论是在进行哪种运动之前，都应该重视热身活动和保护措施。

总之，前交叉韧带损伤是运动爱好者们需要警惕的问题。通过提升自我保护意识、合理安排运动强度和时间以及佩戴适当的护具等措施，可以有效地预防前交叉韧带损伤的发生，让每一位运动爱好者都能在运动场上尽情挥洒汗水，享受运动带来的快乐和健康。

19 哪些体育明星发生过前交叉韧带损伤？

前交叉韧带损伤在体育明星中尤为常见。据报道，我国现役

运动员每年前交叉韧带损伤发病率为0.47%,远高于普通人群。以下是一些发生过前交叉韧带损伤的体育明星:

(1) 篮球运动

1) 凯里·欧文(Kyrie Irving):2025年3月3日,在独行侠队对阵国王队的比赛中,欧文在突破时与瓦兰丘纳斯碰撞,左膝扭伤倒地,经MRI检查确认为左膝前交叉韧带损伤。

2) 德里克·罗斯(Derrick Rose):2012年4月28日,NBA季后赛首轮第1场,芝加哥公牛队对阵费城76人队。比赛末节,罗斯在一次突破后右膝突然扭伤,随后确诊为右膝前交叉韧带完全断裂。

(2) 足球运动

1) 内马尔(Neymar):2023年10月18日,在巴西队对阵乌拉圭队的世界杯预选赛中,因对抗中左膝关节过度内旋而受伤,MRI检查结果显示左膝前交叉韧带损伤合并半月板撕裂。

2) 罗德里(Rodri):2024年9月21日,英超第5轮曼城队对阵阿森纳队的比赛中,罗德里在第21分钟与阿森纳中场托马斯·帕蒂在角球争夺中发生碰撞,右膝关节过度扭伤后痛苦倒地,次日确诊为右膝前交叉韧带损伤,无法参加该赛季的所有比赛。

20 如何预防前交叉韧带损伤?

在运动的海洋里,我们尽情挥洒汗水,享受每一次跳跃和奔跑带来的无尽快乐。然而,在这片充满活力的海洋中,却潜藏着一位不速之客——前交叉韧带损伤。它悄无声息,却能在瞬间打破这份美好。不过别担心,只要做好以下几点,就能让你在享受运动的同时,也能巧妙避开这个麻烦:

（1）热身，不只是走过场：许多人准备开始一场激烈的篮球赛时，只是简单地做了几个伸展动作，然后就冲入球场。停！这样的热身，对预防前交叉韧带损伤来说，几乎等于没做。正确的热身应该包括全身性的动态拉伸，尤其是针对下肢和膝关节的拉伸，如腿部的前后摆动、膝关节的弯曲与伸直，以及轻微的跳跃等。这些动作能够帮助肌肉预热，提高关节的灵活性，从而降低受伤的风险。

> **生活案例**
>
> 小郑是个篮球爱好者，以前每次打球前热身都只是敷衍了事。直到在一次激烈的对抗中不慎扭伤了膝关节，经检查发现是前交叉韧带受损。治疗康复后，他养成了认真热身的习惯，每次运动前至少进行15分钟的准备活动，包括慢跑、动态拉伸和关节活动。从此，他再也没有受过类似的伤痛。

（2）强化肌肉力量，给膝关节穿上保护衣：强壮的肌肉是膝关节的"天然保护者"，尤其是大腿前侧的股四头肌和后侧的腘绳肌，它们像两根坚实的绳索，紧紧包裹着膝关节，为前交叉韧带提供坚固的支撑。

> **生活案例**
>
> 吴女士是一名瑜伽教练，她深知肌肉力量对保护膝关节的重要性。因此，除了日常的瑜伽练习外，她还特别加入了深蹲、箭步蹲等力量训练，长期坚持下来，不仅身体更加健康，膝关节也变得更加稳定，即便面对高强度运动，也能轻松应对。

（3）正确落地，避免"硬着陆"：在运动中，尤其是跳跃类项目，落地方式至关重要。错误的落地方式，如直接用膝关节承受全部冲击力，无疑会给前交叉韧带造成巨大的冲击。

> **生活案例**
>
> 小明是个跳远高手，在一次比赛中，由于落地时重心不稳，膝关节直接撞击地面，导致前交叉韧带轻微损伤。从那以后，他开始练习正确的落地技巧，如落地时先以前脚掌着地，然后迅速过渡到全脚掌，同时弯曲膝关节和压低臀部，有效缓冲冲击力，保护膝关节免受伤害。

（4）合理安排运动，避免过度疲劳：运动虽好，但过度则伤。长时间、高强度的运动，会让肌肉和韧带处于疲劳状态，增加受伤风险。

> **生活案例**
>
> 王先生是个健身狂热者，每天不练上几个小时就浑身不自在。然而，一次连续3天的高强度训练后，他的膝关节终于"罢工"了，后来被诊断为前交叉韧带损伤。这次经历让他深刻意识到，运动也要讲究科学，合理安排训练计划，保证充足的休息时间，才是长久之计。

总之，预防前交叉韧带损伤，不是一朝一夕的事，需要我们在日常生活中持之以恒地实践上述方法。每一次的细心准备，都是对膝关节最好的呵护。在享受运动带来快乐的同时,也做一个聪明的运动者,用科学的方法,守护好我们的膝关节,保护前交叉韧带,让运动之路更加顺畅无阻。

21 儿童和青少年也会发生前交叉韧带损伤吗?

当提到前交叉韧带损伤时,很多人会第一时间联想到那些激烈对抗的成年体育赛事,或是健身房里挥汗如雨的健身爱好者。然而,前交叉韧带损伤并非成年人的"专利"。事实上,无论是在校园的操场上,还是在周末的亲子户外活动中,儿童和青少年同样也会因运动不当遭受前交叉韧带损伤的困扰(图11),需要小朋友和家长足够的重视。

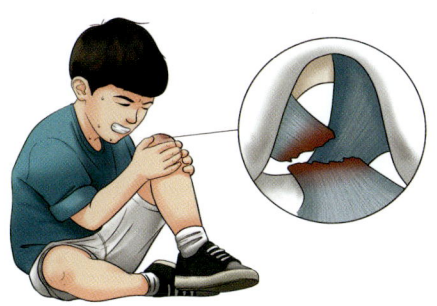

图11 儿童和青少年的前交叉韧带损伤

(1)活跃的生活方式:儿童和青少年正处于生命力最为旺盛的时期,他们活泼好动,对世界充满好奇,每天总有使不完的劲。从学校的体育课,到课后的足球、篮球兴趣班,再到周末的徒步活动,他们的身影无处不在,活力四射。然而,这种活跃的生活方式,也是前交叉韧带损伤的高危因素。

（2）生长发育的特点：儿童和青少年正处于生长发育的关键时期，他们的骨骼、肌肉和韧带都在不断生长发育之中。这一时期的身体结构相对较为脆弱，对于外界的冲击和压力，往往缺乏足够的抵抗能力。尤其是在进行一些高强度的运动时，如果缺乏正确的指导和保护，就容易导致前交叉韧带等关节结构的损伤。

> **生活案例**
>
> 14岁的小伟热爱足球运动，每个周末都会和小伙伴在小区空地踢球，享受着奔跑和进球的乐趣。然而，在一次激烈的拼抢中，小伟不慎摔倒，扭伤膝关节，随即感到一阵剧痛。经过医院检查，他被确诊为前交叉韧带损伤。

这个例子告诉我们，孩子们的膝关节尚未发育成熟，较为脆弱，即使是简单的运动，如果动作不当或缺乏保护，也可能给他们的膝关节带来伤害。

因此，儿童和青少年同样需要警惕前交叉韧带损伤。通过加强安全教育、合理安排运动、科学训练、适当热身、完备的护具，以及及时就医等措施，可以有效地预防和应对这一损伤的发生，守护孩子们的膝关节健康。让孩子们在享受运动乐趣的同时，也能拥有健康、快乐的成长时光。

22 为什么儿童和青少年在运动时容易伤到前交叉韧带？

在阳光明媚的校园里，孩子们像充满活力的小鹿，穿梭在欢声笑语的操场上,尽情地奔跑、跳跃,享受着运动带来的无限乐趣。然而,在这份活力满满的背后,却隐藏着一个令人担忧的问题——前交叉韧带损伤。为什么儿童和青少年在运动时容易伤到膝关节内的这一关键部位呢?

(1)活力满满:双刃剑下的"小勇士"。孩子们仿佛天生就是运动的小能手,他们的身体里仿佛有着无尽的能量,总是活力满满,喜欢跑跑跳跳,积极参与各类体育活动。从足球场的激烈对抗,到篮球架下的跳跃投篮,再到滑冰场上的轻盈旋转,他们的身影无处不在,展现着童年的无限精彩。

然而,正是这份过剩的活力,有时也会成为前交叉韧带损伤的"催化剂"。在高速奔跑、急停转身、跳跃落地等动作中,孩子们的膝关节承受的压力极大。一旦动作不规范或缺乏必要的保护,就会对前交叉韧带等膝关节结构造成损伤,给孩子们的健康成长蒙上阴影。

(2)对风险认识不足:无知者无畏的"探险家"。孩子们对世界总是充满好奇和探索欲,他们尚未完全意识到某些动作的潜在危险。例如,他们可能会模仿电视上的体育明星,甚至动画人物,在没有家长监管和保护的情况下进行高风险运动,或是尝试一些高难度的动作,完全忽略自身的安全。

> **生活案例**
>
> 小华的故事就是一个典型的例子。在一次体育课中,他看到同学们都在进行跳高练习,他也想尝试。在没有老师指导和保护的情况下,他盲目地模仿跳跃动作,结果不慎摔倒,导致前交叉韧带受伤。

这个案例告诉我们，孩子们对于运动中的风险往往缺乏足够的认识和评估，容易因为无知和冲动而受伤，所以需要学校和家长给予必要的教育和看护。

（3）体育活动增多：机遇与挑战并存的"运动场"。随着学校对体育教育的重视，孩子们参与体育活动的机会越来越多。在体育活动中，孩子们需要奔跑、跳跃、转身等，这些动作都离不开膝关节的参与和支撑。如果运动强度过大或动作不当，就容易导致前交叉韧带等关节结构的损伤。此外，一些学校可能缺乏专业的体育教练和设施，无法为孩子们提供科学的训练和保护，这也增加了受伤的风险。

总之，保护孩子们的膝关节，就是保护他们的未来。让我们共同努力，为孩子们创造一个安全、健康、快乐的运动环境，让他们拥有无忧无虑的童年，同时也能拥有健康、强壮的膝关节。

23 发生急性前交叉韧带损伤后第一时间该怎么办？

在运动场上，我们挥洒汗水，享受欢笑，挑战自我，追求激情。然而，就在这热血沸腾之际，如果不幸遭遇膝关节前交叉韧带损伤，那一刻虽然会感到惊慌与无助，但请记住需冷静与正确地紧急处理。以下这份"急救指南"，让你在关键时刻，能够从容不迫，科学应对：

（1）停下来，不是逃避，而是智慧：当感觉到膝关节传来突如其来的剧痛时，请务必第一时间停下来，不要硬撑。请记住，最勇敢的做法并不是继续比赛，而是在关键时候，懂得保护自己。

（2）寻求帮助，依靠团队：不要独自承受这份痛苦。向队友、教练或者在场的工作人员示意，告诉他们你需要帮助。他们会迅速赶来,提供初步的救助,或者协助联系专业医疗人员。在这个时候,团队的温暖和力量是安心的保障。

(3)紧急处理的"黄金法则"——RICE处理原则:让我们来深入了解一下RICE处理原则(图12),这是处理急性运动伤害的"黄金法则",也是在面对前交叉韧带损伤时,必须牢记的4个步骤:

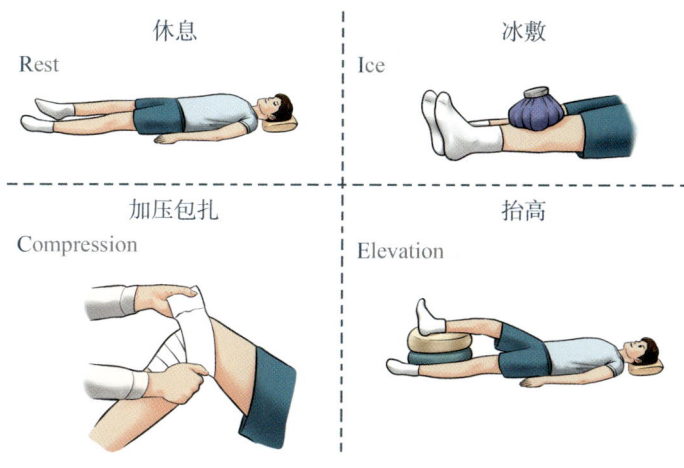

图12 急性运动损伤的RICE处理原则

1)休息(rest):给膝关节一个喘息的机会,让它从紧张的运动状态中解脱出来,避免进一步的损伤。记住,此时的休息,是为了更好地恢复。

2)冰敷(ice):找一个冰袋敷在受伤的膝关节上。冰敷可以帮助减轻肿胀和疼痛,让膝关节感觉更加舒适。但请注意,冰敷时间不宜过长,一般20分钟左右,以免冻伤皮肤。

3)加压包扎(compression):如果有条件,使用弹性绷带对膝关节进行适当的加压包扎。这可以帮助减少出血和肿胀。但请务必注意包扎的力度，以免影响血液循环。

4）抬高（elevation）：将受伤的腿抬高至心脏水平以上。这样可以帮助减轻肿胀，促进血液回流。可以用枕头或者垫子将腿垫高，让自己更加舒适。

（4）及时就医，为康复铺路：如果损伤看起来比较严重，或者感觉膝关节疼痛无法减轻、非常不稳定，不要犹豫，立即就医。有时候，初步的处理可以缓解症状，但更深入的检查和治疗才是确保康复的关键。医生会通过专业的检查和诊断，确定伤情，并制订合适的康复计划。及时就医，就是为康复之路铺下坚实的基石。不要因为害怕或者粗心而拖延就医时间，以免错过最佳治疗时机。

> **生活案例**
>
> 小李是一位热爱篮球的高中生。在一次比赛中，他不慎摔倒，膝关节剧痛难忍。幸运的是，他立刻停止了比赛，并向教练求助。教练迅速为他进行冰敷和加压包扎，并立即将他送往医院。经过医生的检查和治疗，小李的前交叉韧带损伤得到了及时处理。几个月后，他重新回到了篮球场，更加珍惜每一次运动机会。

总之，在运动场上，我们不仅要追求速度和激情，更要学会保护自己。当急性前交叉韧带损伤来临时，请牢记这份"急救指南"，让冷静与智慧成为保护膝关节健康最坚实的后盾。

24　前交叉韧带损伤应该何时就诊?

在我们的身体里,前交叉韧带就像是一条强力的"纽带",紧紧连接着大腿骨与小腿骨,为膝关节的稳定提供不可或缺的支撑。然而,当这条"纽带"不幸受损时,膝关节就像是在光滑的冰面上运动,不仅运动能力大打折扣,还会引发一系列连锁反应,加速关节磨损,甚至导致骨关节炎的发生等长期问题。

面对前交叉韧带损伤,有些人可能会抱着"忍一忍就过去了"的心态,以为休息几天便能自愈。但殊不知,这种拖延就医的做法,往往会让问题雪上加霜。因为前交叉韧带损伤不仅会影响膝关节的稳定性,还可能波及周围的其他结构,如半月板、其他韧带等。更糟糕的是,如果长时间得不到治疗,这种损伤还会导致膝关节提前老化,最终发展成创伤性关节炎等严重病症,让人苦不堪言。

> **生活案例**
>
> 小张是一位热爱足球运动的大学生,在一次激烈的比赛中,他不慎摔倒,膝关节瞬间剧痛难忍。尽管当时他隐约感到情况不妙,但出于对比赛的执着和对团队的责任感,他选择了咬牙坚持。1周后,膝关节疼痛和肿胀有所缓解,他便没当回事。然而,仅仅在3个月后,他的膝关节不稳越发明显,还伴随着明显的肿胀。无奈之下,他只好前往医院进行检查。经过专业的诊断,小张被确诊为前交叉韧带损伤,并伴有

> 半月板撕裂。由于拖延了就医时间，他的康复过程变得更加漫长和艰难。

小张的故事为我们敲响警钟：面对前交叉韧带损伤，及时就医是关键！越早就医，治疗效果往往越好。因为早期治疗不仅可以减轻疼痛，降低并发症的发生风险，还能加快康复进程，从而更快地回到运动场上。

当前，前交叉韧带损伤并不是一个难以攻克的难题。只要我们能够及时发现，早期就医，就能够有效减少前交叉韧带损伤带来的负面影响，让膝关节重新焕发出活力与光彩。让我们一起行动起来，为膝关节的健康保驾护航！

25 确诊前交叉韧带损伤一定要做磁共振成像吗？

前交叉韧带是软组织，与骨骼等结构不同，X线和CT无法清晰显示其影像。MRI能清晰显示前交叉韧带的纤维走行、断裂程度及伴随损伤（如半月板撕裂、膝关节其他韧带损伤），准确率高达90％以上，是目前最可靠的影像学诊断手段。但如果患者急性期肿胀严重，建议先冰敷、制动，待肿胀消退后再行MRI检查。由于MRI能避免漏诊，可发现前交叉韧带轻微撕裂或隐匿损伤，目前对于需要术前明确诊断、制定手术方案的患者，MRI几乎不可替代。

26 前交叉韧带损伤了，是不是一定需要治疗？

当你进行徒步旅行时，突然不小心脚下一滑，膝关节传来一阵剧痛，就医检查后被确诊为前交叉韧带损伤。这时，你可能会心生疑惑："这伤，非得治吗？"答案是肯定的，但治疗方式并非一成不变，而是需要根据每位患者的具体情况来量身定制。

（1）治疗的必要性：为何不能"自愈"？我们的身体有着惊人的自我修复能力，如皮肤小伤口几天内就能愈合，但前交叉韧带却是个例外。它不像皮肤那样具有快速再生的能力，一旦受损，往往难以自行恢复。因此，大多数情况下，我们需要借助专业的医疗手段来帮助前交叉韧带恢复其功能。否则，它不仅会影响膝关节的稳定性，还会引发更严重的膝关节问题。

（2）治疗方案：多样选择，因人而异。每个人的前交叉韧带损伤情况都是独一无二的。医生在制定治疗方案时，会充分考虑损伤的严重程度、患者的生活方式、活动水平以及个人偏好等因素。例如，对于一位年轻的运动员来说，恢复运动能力是首要目标；而对于一位年长的退休人士来说，保持日常生活的自理能力则更为重要。因此，个性化的治疗方案是确保治疗效果的关键。这些方案包括：

1）物理治疗：通过专业的康复训练，增强膝关节周围肌肉的力量和灵活性，提高关节的稳定性，从而减轻疼痛，促进恢复。

2）药物治疗：使用消炎止痛、消肿等药物，帮助缓解疼痛，减轻炎症反应，为康复创造有利条件。

3）手术治疗：对于严重损伤，如前交叉韧带完全断裂或伴有其他并发症，多数情况下需要进行手术重建。

总之，及时治疗前交叉韧带损伤对于恢复膝关节的稳定性和预防远期并发症至关重要。不要因为害怕漫长的治疗过程或担心高昂的费用而拖延就医。现代医学的发展为我们提供了多种有效的治疗手段，只要我们选择正确的方法，积极配合医生的治疗，就一定能够战胜伤痛，重新找回那份属于自己的活力和快乐。

全内重建的概况

27 为什么大多数前交叉韧带损伤需要手术重建?

在探讨前交叉韧带损伤的治疗时,一个绕不开的话题就是:为何在多数情况下,医生会选择通过手术来重建这条对膝关节稳定性至关重要的韧带?要解开这个谜团,我们得从前交叉韧带那独特的"身世"说起。

(1)前交叉韧带的功能及所处环境:前交叉韧带虽然不显眼,却是维持膝关节稳定的关键结构。它像一根紧绷的弦,连接着大腿骨和小腿骨,确保我们在奔跑、跳跃时,膝关节能够准确无误地完成每一个动作。然而,它却有一个致命的弱点——自身处于不断流动的关节液中。这意味着在前交叉韧带损伤修复过程中,由于关节液不断冲刷难以形成如皮肤愈合形成的"痂",造成损伤后久久不能愈合。

(2)自我修复:为何难如登天?如果手臂被划伤,几天后伤口就能愈合,这是因为皮肤有丰富的血液供应,能够迅速带来修复所需的营养和细胞。但前交叉韧带不同之处在于,它就像是一片荒芜之地缺乏足够的养分,因此,其自我修复的能力几乎为零。所以,当这条韧带受损时,我们不能像对待皮肤小伤口那样,期待它能自行愈合。

(3)直接缝合:为何不是最佳选择?很多人会疑惑,既然前交叉韧带已经断了,为什么不直接把断裂的部分缝合起来呢?这听起来似乎是个简单直接的办法,然而,事实并非如此。研究表明,直接缝合前交叉韧带的效果往往不尽如人意。这是因为,即使费尽心思地将断裂的部分缝合在一起,由于血液供应不足和关节液的冲刷,韧带依旧难以获得足够的营养和适宜的环境来支持愈合。

并且,缝合后的韧带往往强度不足,容易再次断裂,导致治疗失败。

(4)手术重建:科学的选择,恢复功能的希望。面对前交叉韧带损伤这一棘手问题,医生经过不断探索和实践,最终找到一个更为有效的解决方案——手术重建。这种方法通过使用移植物(通常采用患者自身的肌腱组织或人工韧带),来替代或增强受损的前交叉韧带。手术过程中,医生会精心设计和科学重建,确保移植物能够牢固地连接大腿骨和小腿骨,恢复膝关节的稳定性。

> **生活案例**
>
> 王先生是一位热爱篮球运动的上班族。在一次激烈的比赛中,他不慎摔倒,导致前交叉韧带撕裂。经医生评估和建议,王先生决定接受手术重建治疗。手术过程中,医生使用了他自身的肌腱组织作为移植物,成功重建前交叉韧带。术后,经过几个月的康复训练和物理治疗,王先生不仅恢复了膝关节的稳定性,还重新回到篮球场,继续追逐他的梦想。

王先生的故事只是手术重建治疗前交叉韧带损伤众多成功案例中的一个缩影。通过这种方法,许多患者都能够重获运动能力,恢复正常的生活和工作。当然,手术并非万能的解决方案,它需要在医生的专业评估下进行决策。对于某些轻度损伤或特定情况的患者,非手术治疗也是可行的选择。

总之,由于前交叉韧带自身的特点和限制,手术重建成为多数情况下的主流选择。通过科学的手术方法和个性化的康复计划,患者有望恢复膝关节的功能和稳定性,重新拥抱健康和快乐的生活。

28 前交叉韧带重建手术的本质是什么？

前交叉韧带重建实际上就是"拆东墙，补西墙"的过程。医生会从患者身体的其他部位（如小腿处）取出一小段肌腱。这段肌腱，就像是专门为膝关节定制的"新材料"。接下来，医生就会用这段"新材料"来替代受损的前交叉韧带。医生就像是一个精湛的工匠，将这段肌腱巧妙地植入膝关节内部。这样一来，原本受损的韧带就被替换成"新材料"，膝关节的稳定性也得到恢复。

29 为什么在前交叉韧带重建手术中需要移除原有韧带？

在前交叉韧带重建手术中，一个至关重要的步骤便是移除原有的受损韧带。

（1）移除损伤韧带：为移植物腾出空间。在前交叉韧带重建手术中，医生首先会小心翼翼地移除受损的韧带。这一步骤，就像是在装修房子前需要清理旧家具一样，是为了给新的移植物腾出足够的空间。只有损伤韧带被移除后，新的移植物才能在最佳位置发挥作用，确保手术的成功。

（2）精准定位：骨隧道的制作艺术。在前交叉韧带重建手术中，制作骨隧道是一个至关重要的环节。这个隧道不仅要精确无误地置于原先前交叉韧带的位置（解剖重建），还要确保大小与新的移植物完美匹配。然而，如果损伤韧带仍然存在，会妨碍医生辨认解剖标志点。因此，移除损伤韧带后，医生可以更加清晰地看清解剖标志,从而更准确地定位骨隧道。如此,手术的成功率便得到大大的提高。

30 什么是全内重建,这个名字有什么特殊含义?

提到"全内重建",或许初听者会心里犯嘀咕:"这个医学术语是啥意思?"但其实,它的理念非常直观,甚至可以说是妙不可言。"全内"二字,恰如其分地揭示这种手术的核心——相比传统重建,整个手术过程完全在膝关节狭小的空间内完成,尽可能不破坏膝关节周围的原有结构。

全内重建之所以受到医学界的青睐,很大程度上得益于其微创的特性。传统手术往往需要切开较大的皮肤切口,这不仅增加手术的风险,也给患者带来更大的痛苦和挑战。而全内重建,通过微小的切口,医生利用先进的医疗器械,进行精确的重建操作。这种手术方式,不仅减少对周围组织的创伤,还大大降低术后感染和并发症的风险。患者术后的康复之路,也因此变得更加轻松和顺畅。

31 全内重建如何麻醉?是全身麻醉还是局部麻醉?

我国对麻醉的研究历史悠久,《后汉书·华佗传》中记载,早在东汉末年,著名医学家华佗发明了口服麻醉剂——麻沸散,被认为是世界上最早的麻醉药之一。同时,麻醉已成为现代外科手术的基石之一,为手术的顺利进行提供重要保障。在前交叉韧带全内重建手术中,麻醉方式通常有两种选择:腰麻(或硬膜外麻醉)和全身麻醉。

患者常提到的局部麻醉，或者"半麻"，指的是腰麻或硬膜外麻醉。在手术过程中，患者处于清醒状态，下半身失去痛觉、无法活动，而上半身感觉正常且可正常活动。麻醉医生会在患者腰背部进行操作，患者需保持特定姿势，背部与床沿垂直，头颈和双膝屈曲贴向腹部（呈"虾米状"），充分暴露腰椎间隙。药物起效后，患者虽能感知医生的操作，但痛觉神经已被麻醉，因此无需担心术中出现疼痛。

相比之下，全身麻醉是指患者在手术过程中处于"睡眠"状态，无法自主呼吸，需要呼吸机辅助。最常用的全身麻醉方式是气管插管全身麻醉，患者在静脉麻醉药或吸入麻醉药的作用下"入睡"，术中进行气管插管，在呼吸机的帮助下完成呼吸。手术结束后，等患者"睡醒"时手术也已顺利完成。

麻醉方式的选择取决于患者的身体状况、个人意愿以及手术需求。麻醉医生会根据这些因素进行综合评估，选择最适合患者的麻醉方式，确保手术的安全性和舒适性。无论是全身麻醉还是局部麻醉，都已非常成熟，患者可以放心接受。

32 吸烟和饮酒是否会影响前交叉韧带全内重建手术效果？需要术前多久戒烟、戒酒？

吸烟和饮酒会显著增加手术风险，建议术前至少戒烟 4 周、戒酒 2 周。

（1）吸烟的危害

1）伤口愈合慢：烟草中的尼古丁会收缩血管，减少伤口供血，导致骨道与皮肤切口愈合延迟。

2）感染风险翻倍：研究发现，吸烟者术后伤口感染率是非吸烟者的 2～3 倍。

（2）饮酒的危害

1）凝血功能异常：酒精抑制血小板功能，增加术中、术后出血的风险。

2）免疫抑制：长期饮酒降低免疫力，增加术后感染概率。

33 全内重建是一种微创手术吗？

当谈及前交叉韧带损伤的治疗时，全内重建便悄然进入我们的视野。那么，全内重建究竟是不是一种微创手术呢？

首先，明确一下什么是微创手术。简单来说，微创手术就是利用先进的医疗技术和设备，通过尽可能小的皮肤切口，对患者进行手术治疗。这种方法旨在减少手术对周围组织的损伤，降低术后疼痛，加快恢复。而全内重建，正是微创手术在运动医学领域的一次精彩演绎。

全内重建是在较小皮肤切口的情况下，通过关节镜这一神奇的工具，完成前交叉韧带的重建。关节镜，这个听起来就充满科技感的设备，实际上是一种微型摄像机，它能够将医生的视野带入关节内部，让医生在直视下进行手术操作。如果把膝关节比作一个密闭的房间，那么关节镜就是那把能够打开房门的钥匙。通过这把"钥匙"，医生可以清晰地看到关节内部的每一个角落。在这样的视角下，医生能够精准地定位前交叉韧带重建的最佳部位，从而开展精确的重建手术。

全内重建作为微创手术的一种，其优势不言而喻。首先，由于手术切口小，对周围组织的损伤大大减少，这意味着术后疼痛和肿胀的程度会相对较轻。对于患者来说，这无疑是一个巨大的福音，因为谁也不想在手术后忍受膝关节周围剧烈的疼痛和长时间的肿胀。

其次,微创手术的恢复过程通常更快。由于手术对身体的创伤较小,患者的身体能够更快地适应和恢复。这意味着患者可以更早地下床活动,更早地回归正常生活和工作。

> **生活案例**
>
> 崔先生是一位运动爱好者,在一次篮球比赛中摔伤膝关节,导致前交叉韧带撕裂。面对这样的损伤,崔先生一度陷入绝望。然而,在医生的建议下,他选择全内重建。
>
> 手术过程中,医生通过全内技术完成对崔先生前交叉韧带的重建,其微创化、精细化的特点使得术后疼痛大大减轻,肿胀也迅速消退。经过几个月的康复训练,崔先生不仅恢复膝关节的稳定性,还能重返运动,继续挥洒他的汗水。

总之,全内重建是一种微创手术,它以最小的身体创伤,为患者带来最佳的治疗效果。在微创手术的时代浪潮中,全内重建手术正以其独特的优势和魅力,为前交叉韧带损伤的治疗开辟一条新的途径。

34 全内重建与传统重建有什么区别?

在前交叉韧带损伤的治疗中,全内重建和传统重建是目前两种常用的重建术式(图13)。二者既有相似之处,又在多个方面存在显著区别。

全内重建的概况

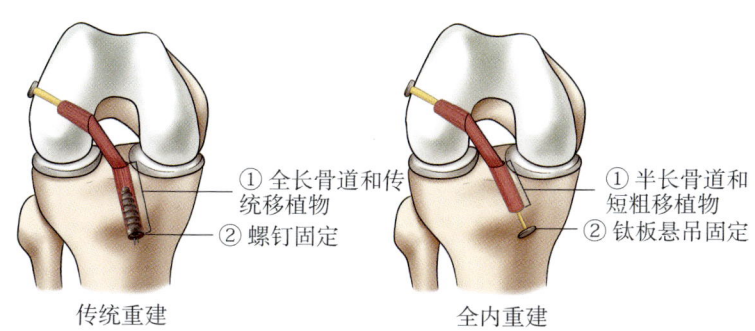

① 全长骨道和传统移植物
② 螺钉固定

① 半长骨道和短粗移植物
② 钛板悬吊固定

传统重建　　　　　　全内重建

图 13　前交叉韧带传统重建与全内重建

相似的是,两者均采用解剖重建技术,其核心理念是尽可能精确地恢复前交叉韧带的原始解剖位置和结构。这种理念旨在重建韧带的自然形态和生物力学特性,从而改善膝关节的稳定性和功能,为患者术后恢复提供坚实的基础。

不同的是,传统重建技术(关节镜下解剖重建技术)是较早应用于临床的术式。这项技术始于20世纪80年代,经过多年的发展和改进,已经积累了丰富的临床经验。而全内重建技术(诞生于1995年)则是随着医学科技的不断进步和对前交叉韧带解剖及功能认识的深入,新出现的一种重建理念。全内重建在设计理念上更加注重对膝关节内部结构的保护和对韧带原始功能的精细化恢复,力求在最小化手术创伤的同时,实现最佳的重建效果。

35　全内重建的皮肤切口通常有多大？会在膝关节上留下多大的瘢痕？

在日常生活中,膝关节的健康至关重要。然而,当不幸遭遇前

全内技术重建前交叉韧带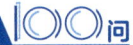问

交叉韧带损伤，需要进行手术重建时，许多人难免会心生顾虑：手术后，膝关节会不会留下一道触目惊心的瘢痕呢？别担心，今天我们就来深入了解一下全内重建这一神奇的微创技术。它让患者在享受医疗带来健康的同时，也能最大限度地保留个人的外观美感。尤其是对于那些热爱运动、注重形象的人来说，全内重建无疑是一个巨大的福音。它让手术后的膝关节，不仅恢复了功能，还保留了原有的美观，让患者在重拾运动快乐的同时，也能自信地展现自己的风采。让我们通过一个生动实例来感受全内重建的魅力。

> **生活案例**
>
> 　　小张和小李两位运动员都因运动不慎导致膝关节前交叉韧带损伤，需要进行重建手术。小张选择的是传统重建方法，医生为了获取足够的移植肌腱材料，在他的膝关节附近切开了一个长约 3 厘米的口子。术后，尽管小张通过积极的康复训练逐渐恢复了运动能力，但留下了明显的瘢痕。
>
> 　　而小李则选择全内重建。手术当天，同样为了获取移植肌腱，医生仅在他的膝关节上做了一个不足 1 厘米的小切口，术后瘢痕几乎不可见。重返赛场时，几乎无人能看出他经历过手术。

　　总之，全内重建以其微小的切口、隐蔽的瘢痕，为前交叉韧带损伤患者开启了一扇通往健康与美观并存的大门。在这个追求完美的时代，选择全内重建，就是选择对生活质量的不懈追求，也是对自己的一份深爱与呵护。

36 全内重建手术一般需要多长时间?

在前交叉韧带全内重建手术中,患者常常关心手术所需的时间。一般来说,全内重建手术与传统重建手术的时间相近,从进入手术室到返回病房,总时长约 2 小时。其中,麻醉过程需要 20~30 分钟。手术步骤包括关节镜探查、肌腱获取、移植物编织、骨道定位与制作、移植物引入与固定等,整个操作过程通常需要 1.0~1.5 小时。

37 全内重建手术前如何与医生沟通病情?

在进行前交叉韧带全内重建手术前,与医生的充分沟通至关重要。这不仅能帮助医生更好地了解病情,也能让患者对手术过程和预期有更清晰的认识。以下几点可以作为与医生沟通时的参考:

(1)症状描述:请详细描述膝关节出现的所有症状,如疼痛的部位、程度、持续时间,以及是否有肿胀、活动受限等。

(2)病史和受伤情况:患者应向医生说明是否有过膝关节外伤、旧伤或其他疾病史。

(3)功能受限:患者应告诉医生哪些动作或活动最困难,例如上下楼梯、急停等。描述这些动作限制如何影响自己的日常生活,如工作或体育活动。

(4)药物和治疗反应:告知医生是否曾尝试过药物、物理治疗或其他治疗方法,以及它们是否有效。包括使用过的消炎止痛药或其他药物。

(5)心理状态和期望:患者可以向医生表达对手术的担忧或

疑虑，也可以提及对手术结果的期望。是否希望手术后能恢复至以前的运动水平，或只是减轻疼痛、恢复部分功能。

（6）过敏和药物反应：如果患者对某些药物、麻醉剂或其他治疗方法过敏，务必告诉医生。这有助于医生在选择药物时避免出现不良反应。

38 谁是全内重建的开创者？

在医学的长河中，总有一些名字如同星辰般璀璨，他们的创新与贡献，照亮了无数患者的康复之路。1995 年，摩根（Morgan）医生，美国骨科领域的先驱，凭借其敏锐的洞察力和不懈的探索精神，设计了一种全新的手术方式。他巧妙地设计出一套能在膝关节腔内完成全部操作的手术流程，这意味着移植物的引入和固定，不再需要像以往那样通过较大的皮肤切口进行，而是全部在关节内部"秘密"完成。这一创举，不仅极大地减少手术对周围组织的创伤，还加快患者的康复速度，减少术后并发症的风险，真正实现了"微创"的理念。

如今，全内重建已经成为前交叉韧带重建手术的主流选择之一，它背后承载的是摩根医生对医学的无限热爱和对患者深沉的责任感。每当我们在球场上看到那些奔跑、跳跃的身影，都不禁会想起这位伟大的医学家，以及他为人类健康事业所做出的杰出贡献。

39 全内重建是如何进一步发展的？

自 1995 年摩根医生首次提出一种将前交叉韧带重建手术操

作限制在膝关节腔内进行的方法，旨在进一步降低手术创伤。随后，施塔赫林（Stähelin）医生在此基础上进行改良，选用带胫骨骨块的自体半腱肌肌腱作为移植物，通过克氏针和骨锤固定于胫骨骨窝，再利用牵引线拉入股骨骨窝，并采用可吸收螺钉进行固定。尽管这一概念在当时具有革命性，但由于技术水平的限制，尤其是在胫骨侧半长骨道需从膝关节腔由内向外建立，技术难度较大，使得该技术当时未能在临床中得到广泛推广。然而，这并未阻挡医学界对全内重建技术的探索与追求。

2006年，美国卢博维茨（Lubowitz）医生提出经胫骨隧道的全内重建技术，通过一种可以在膝关节腔内组装的倒打钻，实现关节腔由内向外钻取股骨和胫骨隧道。这一技术创新在一定程度上简化了手术步骤，提高手术的可行性。但其设计的双逆向钻头组装相对复杂，且在实际操作中，股骨隧道的位置常出现偏高、偏前的情况，容易导致术后膝关节旋转不稳定，从而影响手术效果。2011年，意大利的塞鲁利（Cerulli）医生提出了"原创全内技术"，发明了可翻转钻翼的手动倒打钻，进一步简化钻头的组装过程。在股骨侧，采用由内向外技术制作股骨隧道，有效解决股骨隧道定位偏高的问题，使隧道位置更加精准，更利于恢复膝关节的正常解剖结构和生物力学性能。同年，卢博维茨医生也提出第2代全内技术，该技术结合可翻转钻头的倒打钻和可调袢技术，进一步提升操作的简便性和灵活性，使得手术过程更加流畅，缩短手术时间，减少患者在手术中的痛苦，由此开启全内重建技术在临床上的广泛应用。

40 为什么早期的全内重建手术没有成为主流？

全内重建技术作为前交叉韧带重建的一项新兴治疗手段，其发展历程充满挑战与创新。那么，为何这项技术在诞生之初并未大范围应用呢？

（1）技术门槛：高不可攀的挑战。早期的全内重建手术，对医生的技术要求极高。这不仅仅是因为手术本身复杂，更因为当时缺乏合适的手术器械来辅助。医生需要用力弯曲患者的膝关节，通过一个不太舒服的高位切口，小心翼翼地进行手术。这样的操作，医生不仅需要具备高超的技艺，还需要极大的耐心和细心。稍有差池，就会导致手术失败，甚至给患者带来不可逆的损伤。

（2）器械缺乏：巧妇难为无米之炊。除了技术门槛高外，器械的缺乏也是早期全内重建手术未能成为主流的重要原因。在缺乏合适的器械辅助下，临床医生只能依靠传统的手术工具来完成手术。这些工具往往不够精细，无法满足全内重建手术对精确度的要求。手术方式发明之初，还没有倒打钻、可调节悬吊钛板等专用配套器械，这让手术操作变得十分困难。临床医生不得不花费更多的时间和精力来克服这些困难，这无疑增加手术的风险和不确定性。

（3）陌生领域：医生的谨慎选择。面对这样一项陌生而复杂的技术，大多数医生选择了谨慎。他们担心自己的技术不够熟练，担心手术过程会出现问题，更担心给患者带来不必要的痛苦和风险。因此，在早期只有少数敢于挑战、勇于创新的医生愿意尝试全内重建。这些医生凭借着自己的勇气和智慧，不断摸索、完善手术方法，为如今全内重建的发展奠定了基础。

41 为什么倒打钻在全内重建中如此关键?

在全内重建手术中,需要从膝关节腔由内向外侧打隧道,这听起来简单,但实际上却充满挑战。面对这一挑战,医生并没有选择正面硬碰硬,而是巧妙地运用逆向思维,发明了倒打钻这一神器。正如我们有时在解决复杂问题时,换个角度思考,往往能找到意想不到的解决方案。

倒打钻的工作原理:首先,医生把钻头顺着打入膝关节腔中,这个操作需要对解剖结构的深刻理解和极高的精准度,因为任何偏差都会对关节造成不必要的损伤。随后,倒打钻开始展现其独特之处。通过一个巧妙的开关,钻头瞬间"变身",直径增大。然后,医生开始倒退着将钻头从关节内缓缓拉出。随着钻头的退出,一条精准无误的骨隧道便悄然形成。这个过程,不仅解决了之前难以攻克的问题,更让全内重建手术变得更加安全、高效。

42 早期倒打钻技术有哪些不足之处?

倒打钻是全内重建手术中的一个关键步骤。它的出现,解决了从膝关节腔由内向外打隧道这一技术难题,让手术变得更加精准、安全。然而,在早期这位"先锋官"也并非无所不能,它也有自己的小缺陷。

(1)*垂直之困:移植物的"迷路"*。早期的倒打钻,在设计上更接近于过去用于定位骨隧道的器械(图14)。这样的设计,虽然在一定程度上简化手术过程,但却带来一个新的问题——移植物过于垂直,偏离其原本的解剖位置,导致手术后膝关节在旋转时不够稳定,进而影响患者的康复效果。

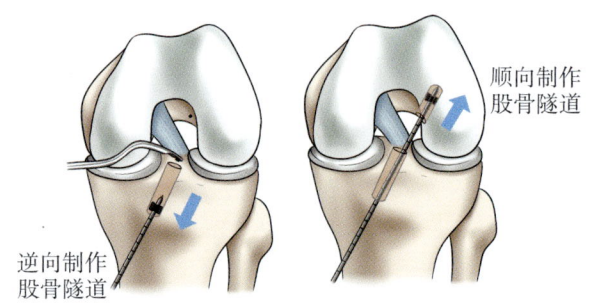

图 14　前交叉韧带全内重建中使用的早期倒打钻制作骨道

（2）组装之难:膝关节腔内的"微操"。除了移植物的问题外,早期倒打钻的另一个不足之处在于其钻头的组装过程。在狭小的膝关节腔内,医生需要进行一场精细的"微操",小心翼翼地将钻头组装起来。这个过程不仅复杂,而且操作起来非常不方便。医生需要具备高超的技艺和丰富的经验,才能确保组装的准确性和稳定性。

（3）时间之战:手术难度的升级。由于早期倒打钻的组装过程复杂且耗时,这无疑增加手术的难度和时间。对于患者来说,手术时间的延长意味着麻醉时间的增加,这会带来更多的风险和不确定性。而对于医生来说,手术难度的升级则要求他们具备更高的技术水平和更丰富的经验。

在这样的背景下,早期倒打钻技术的应用无疑受到一定的限制。许多医生在面对这项技术时,都会感到有些力不从心,甚至选择放弃使用。

43 谁发明了可翻转钻翼的倒打钻?

2011年,一位名叫塞鲁利的意大利医生发明了一种带有可翻转钻翼的手动倒打钻。这种钻头很特别,它配有一个4毫米的导针和尖端可翻转的钻翼,当钻翼在膝关节腔内翻转时,钻头就会从垂直变为横向,增加直径,从而可以轻松地从内向外钻取骨隧道。这解决了在狭小的关节腔内组装钻头的难题。同年,美国卢博维茨医生对这项技术进行了改进,提出一种更加完善的倒打钻设计(图15),这种设计已经非常接近我们目前所使用的倒打钻。

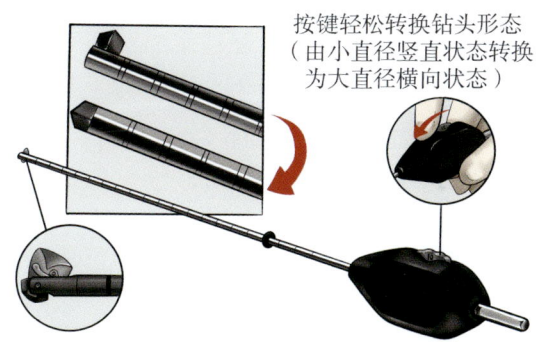

图15 前交叉韧带全内重建中倒打钻的转换

44 为什么说第2代全内重建技术是全内重建开始大范围应用的里程碑?

2011年,美国的卢博维茨医生设计了第2代全内重建技术,标志着全内重建手术进入一个崭新的时代。他首次同时将可翻转钻翼的倒打钻和可调袢钛板技术引入全内重建，不仅解决了全内重建手术中的诸多难题，还显著提高操作的简便性和骨道定位的精确度。

（1）可翻转钻翼的倒打钻：手术台上的"魔术师"。在第2代全内重建技术中，最引人注目的莫过于可翻转钻翼的倒打钻。传统的倒打钻，在操作时需要医生费尽心思地调整角度，才能完成钻头的组装。而有了可翻转钻翼的设计，这一切都变得轻松自如。医生只需轻轻一按，钻头就能调整直径（见图15），从关节内被拉向关节腔外时，就完成了骨隧道制作。这样的设计不仅大大简化手术步骤，提高手术效率，更让医生在手术过程中能够更加专注于患者的治疗，减少因操作复杂而带来的风险。

（2）可调袢钛板固定技术：移植物固定的稳定器。除了可翻转钻翼的倒打钻外，第2代全内重建技术还引入可调袢钛板悬吊固定技术。这一技术的出现，无疑为全内重建手术中的移植物固定问题提供了完美的解决方案。在传统的全内重建中，移植物的固定一直是一个棘手的问题。而可调袢钛板悬吊固定技术的出现，就像是在骨隧道内为移植物搭建一个"吊床"（图16）。这种巧妙设计，具有较高的固定强度和灵活调节移植物固定张力的能力。同时，这种固定方式还减少术后移植物松动或移位的风险，让患者能够更快地恢复运动。

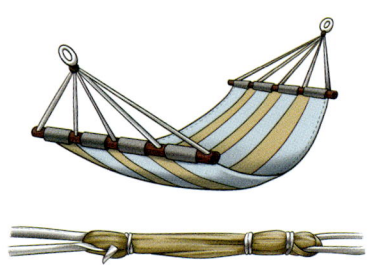

图16 前交叉韧带全内重建中可调袢钛板悬吊固定技术

全内重建的优势

45 前交叉韧带重建手术成功的关键是什么？

前交叉韧带重建手术就像是一场精心策划的"膝关节再生计划"，而它的成功有3个关键因素：移植物的选择、骨隧道的制作以及移植物固定的技巧。这3个要素就像是手术成功的"金三角"，共同决定手术的效果和患者膝关节功能的恢复。

（1）移植物的选择：寻找最完美的"替身"。在前交叉韧带重建手术中，移植物就像是受伤韧带的"替身"，它需要承担起恢复膝关节稳定性的重任。因此，选择一个合适的移植物至关重要。目前，移植物主要有3个来源：使用患者自己的组织（自体移植物）、使用他人的组织（异体移植物），以及使用人造纤维韧带（人工韧带）。

（2）骨隧道的制作：打造稳固的"基石"。骨隧道，可以看作是移植物的"新家"，它需要被精心打造，以确保移植物能够稳固地扎根其中。医生会使用专业的手术工具，在股骨和胫骨上精确地钻出骨隧道。这个过程中，他们需要确保骨隧道的大小、形状和位置都恰到好处，以便移植物能够顺利植入，并与骨壁紧密贴合。只有这样，移植物才能在膝关节中发挥出最大的作用，让膝关节重新恢复稳定。

（3）移植物固定：确保稳定的"锁链"。在前交叉韧带重建手术中，移植物的固定方式决定了移植物是否能够牢固地固定在骨隧道中。医生会使用各种先进的固定技术，如挤压螺钉、横穿钉或悬吊钛板等，将移植物牢牢地固定在骨隧道中。他们需要确保固定的力度恰到好处，既不会过紧导致移植物受牵拉切割而断裂，也不会过松导致移植物松动脱出。

全内重建的优势

46 传统重建手术中移植物存在哪些问题?

在传统重建手术中,医生需要一段较长的肌腱来作为移植物。然而,现实往往并不尽如人意。有时,患者的肌腱长度无法满足手术的需要,移植物与手术需求之间产生了难以调和的矛盾。面对这样的困境,医生不得不采取一些"补救措施"。他们可能会从患者身体的其他部位再取一段肌腱,或者选择使用同种异体肌腱混合编织,以增加移植物的直径。但这些做法并非万无一失。从其他部位取腱,会增加患者的创伤和痛苦。而使用同种异体肌腱,则面临排异反应和感染等风险。有的医生还会将自体肌腱与人工韧带混合编织在一起使用。由于这是两种完全不同的组织,此做法在临床上还存在较大争议。

47 传统重建手术中骨隧道制作存在哪些问题?

在前交叉韧带重建手术中,医生需要在骨骼里制作一条隧道来放置新的"韧带"。就像是为新韧带量身定制的"秘密通道",它的制作质量直接关系到手术的成败与患者的康复。然而,在传统的重建手术中,骨隧道的制作并非易事,它面临着诸多挑战与问题。

在传统的前交叉韧带重建中,医生通常会制作一条全长的骨隧道,为新韧带的放置提供空间。然而,这种在股骨和胫骨制作全长骨隧道的方式,可能会带来一系列不容忽视的问题。首先,全长骨隧道的制作往往意味着更多的骨质损失。在钻取隧道的过程中，医生需要小心翼翼地操作，以避免对周围骨质造成不必要的损伤。其次，全长隧道的制作还可能导致关节液的渗出。钻取全长隧道后，关节液常会因为隧道的扩大而渗出。这种渗出，不仅会导致手术后伤口疼痛、肿胀与感染，还会延长患者的康复时间。

48 传统重建手术中固定方式存在哪些问题？

在传统的重建手术中，挤压螺钉作为固定移植物的主要工具，扮演着举足轻重的角色。然而，这枚看似坚不可摧的小螺钉，却也在手术中暴露出一些局限性。

首先，螺钉会占据移植物腱骨愈合的空间。移植物与骨骼之间的愈合，需要足够的空间和时间来形成牢固的结合。然而，螺钉的存在却像是一个不速之客，它占据了这部分宝贵的空间，使得移植物与骨骼之间的愈合变得更加困难。这不仅影响手术的固定效果，还会延长患者的康复时间。

其次，在拧紧螺钉的过程中会损伤移植物。螺钉不可避免会对移植物造成切割损伤。这种损伤，会对术后移植物的愈合产生影响，甚至导致移植物松动和重建失败。

除了上述的局限性外，螺钉固定还存在一个显著的问题——灵活性的缺失。一旦螺钉固定确实，就很难像悬吊固定那样灵活调整韧带的张力。在手术过程中，医生需要根据患者的具体情况和手术需求，对移植物的张力进行精细地调整。然而，螺钉固定的方式却限制了这种调整，使得医生在手术中的操作变得更加困难。

49 全内重建在移植物的制备上有哪些优势？

与传统重建相比，全内重建在移植物的制备上具有诸多优势，让患者在手术后能够更快地恢复膝关节的功能，重拾生活的乐趣。

（1）移植物更短，手术更精准：在传统重建手术中，医生通常需要获取较长的肌腱作为移植物，以满足手术的需要。然而，这种做法往往意味着更多的组织损伤和恢复时间。而全内重建技术则巧妙地解决了这个问题。它需要的移植物更短，通常只需获取半腱肌肌腱即可。通过埋线结编织技术，肌腱直径至少达到8毫米，基本满足手术的需要。这样的设计，不仅减少组织的损伤，还使得手术更加精准，降低手术的风险。

（2）保留股薄肌肌腱，恢复更快：在全内重建中，由于只需获取半腱肌肌腱，因此可以保留股薄肌肌腱。这一细节的处理，对于患者术后恢复，具有至关重要的意义。股薄肌肌腱是膝关节弯曲和内旋功能的重要参与者，保留它意味着患者在手术后能够更快地恢复这些功能，减少康复期的不适和困扰。

（3）特殊编织技术，强化移植物：全内重建中的移植物制备，还采用了先进的埋线结编织技术。通过将半腱肌肌腱进行精细地编织，不仅增加移植物的直径和强度，还使得编织后的移植物更加坚韧耐用，能够更好地承受膝关节的运动负荷，确保手术的成功和患者的长期康复。

50 在全内重建手术中,移植物的长度控制在多少最为合适?

在全内重建手术中,医生巧妙地利用半长骨隧道和悬吊固定技术,将移植物长度缩短至5.5~6.5厘米。

传统手术中,移植物的长度往往超过9厘米,甚至更长。因此,与传统手术相比,全内重建的移植物显得更短但更粗。而且,研究发现,移植物的强度并不取决于长度,而是与直径密切相关,就像绳子的强度由粗细而非长度决定一样。全内重建通过缩短移植物长度,换取比传统重建更粗的移植物,从而增强移植物的初始强度。这不仅让康复过程更快更安全,还可有效降低移植物再次断裂的风险。

51 在全内重建手术中,移植物要多粗才算够?

就像桥梁的缆绳越粗越能承受重量一样,在全内重建时,移植物的粗细直接关系到其强度和稳定性。为了让移植物有足够的力量来维持膝关节的稳定,通常要求移植物的直径至少达到8毫米。这样,它就能够像健康的前交叉韧带一样,发挥限制胫骨过度前移的作用,并降低其再次受伤的风险。

52 为什么全内重建手术更倾向于使用自体移植物？

自体移植物，顾名思义就是取自患者自身的组织。自体移植物作为身体的一部分，并不会引发排异反应或免疫反应。科学研究和医生的临床经验均证明，使用自体移植物的手术效果通常是最好的。这是因为自体移植物能够更好地与周围组织融合，促进血管的再生和营养的供应，从而加快患者的康复速度。这样一来，移植物就能更快地适应新的环境，发挥最佳功能。因此，在全内重建手术中，医生通常会首先考虑使用自体移植物。这种方法就像是用最匹配的拼图块来完成拼图，具有最佳的生物相容性，能够确保膝关节在手术后稳定、自然地工作。作为最早应用于重建手术的移植物，临床医生积累的大量临床经验证明，自体移植物的临床疗效非常可靠，能够提供稳定而持久的效果。

53 自体移植物有什么不足之处？

虽然自体移植物有很多优点，但正如硬币有正反两面，自体移植物也并非完美无缺。首先，必须面对一个现实的问题——我们身体里可以用作移植物的肌腱是有限的，不能无限制地取用。因此，在膝关节多个部位损伤或需要多次重建的情况下，自体移植物就无法满足手术需求。其次，当医生从患者的某个部位取走肌腱作为移植物时，该部位的功能会受到一定程度的影响，甚至出现力量减弱、活动受限等问题。最后，取用自体移植物还可能引发一系列并发症，如疼痛、感染等。这些并发症不仅给患者的术后恢复带来额外的挑战，还可能延长康复时间，增加患者的痛苦和经济负担。

54 前交叉韧带全内重建手术的自体移植物来源有哪些？各有什么优势？

在前交叉韧带全内重建手术中，自体移植物的选择至关重要，目前主要选择腘绳肌肌腱和腓骨长肌肌腱。

腘绳肌肌腱取自小腿上方内侧，具有取腱方便且疗效优异的特点，因此被广泛使用。然而，由于腘绳肌肌腱位于膝关节周围，取材过程不可避免地会对膝关节的肌力产生一定影响。尽管术后康复训练能够缓解因获取腘绳肌肌腱而导致膝关节周围肌肉萎缩的问题，但文献报道显示，术后腘绳肌与股四头肌的力量下降情况仍然普遍存在，且持续时间较长。由于膝关节的动态稳定性依赖于韧带、半月板和周围肌肉群的有效协同，当腘绳肌和股四头肌力量下降时，会明显降低膝关节在运动中的控制能力，进而影响其动态稳定性。这不仅阻碍膝关节功能的全面恢复，还增加前交叉韧带再次损伤的风险。

相比之下，腓骨长肌肌腱取材远离膝关节，对膝关节本身的干扰较小。腓骨长肌肌腱自身形态更为扁平，肌腱编织后，其生物力学性能优异。医生通常只需取腓骨长肌肌腱的一半，保留部分功能。而且，术后腓骨长肌肌腱具有再生能力，可恢复至术前相近状态，不会影响正常的生理功能，是一种既安全又有效的选择。

全内重建的优势

55 为什么在大多数全内重建手术中,医生选择腘绳肌肌腱时,只取半腱肌肌腱,而保留股薄肌肌腱呢?

腘绳肌肌腱分为半腱肌肌腱和股薄肌肌腱,在传统的重建手术中,医生通常会同时使用这两根肌腱。而全内重建手术作为一种创新的技术,通过使用较短的移植物来获得更粗的直径,这样的移植物更强壮。多数情况下单根半腱肌肌腱编织后,足以胜任重建任务。因此没有必要再取股薄肌肌腱。保留股薄肌肌腱不仅有助于减轻术后的疼痛和不适,还能让膝关节在手术后更快地恢复正常活动。

56 为什么通常不建议选择异体移植物?

异体移植物来源于他人捐献,存在一系列问题,这也是为什么它们通常不被推荐的原因。

首先,异体移植物的质量受供体的年龄以及灭菌处理方式等因素的影响,远不如从患者自己身体上取得的自体移植物可靠。

其次,异体移植物均为商品化的产品。目前,选择异体移植物会带来昂贵的费用,并且存在一些潜在的风险,如免疫排斥反应和传播疾病的风险。

此外,异体移植物的重塑有一定难度和不确定性,愈合速度通常比自体移植物更慢,术后恢复时间更长。

对于年轻且活跃的患者,他们的活动量更大,对移植物的要求也更高,因此使用异体移植物的手术失败率也会更高。总的来说,对于采用异体移植物作为移植肌腱,近年来医生们的态度越来越谨慎,一般不作推荐。

57 在全内重建手术中,骨隧道是怎么制作的呢?

在全内重建手术中,医生会用到一种特殊的工具,称为倒打钻。这个钻头的设计非常特别,它能够改变方向。首先,将钻头竖直放置,此时它的直径较小。从膝关节的下方开始,医生轻轻地将钻头沿着骨骼打入膝关节腔,然后只需要轻轻转动倒打钻手柄上的小开关,钻头就会自动调整方向为横向,直径也随之变大。接着,让钻头从关节腔由内向外慢慢退出(图17)。这样,就在骨骼内部形成了一个类似于"酒杯"形状的骨隧道,其中靠近关节腔的骨隧道较粗,而靠外侧的直径较细。由此,便为全内重建手术做好了充分的准备。

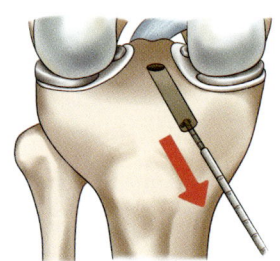

图17 倒打钻从膝关节内向外钻取全内重建的骨隧道(内粗外细)

58 在全内重建手术中,有哪些骨隧道定位的方法?

全内重建手术中,确保骨隧道精确地定位在前交叉韧带的原始位置,对于手术的成功和术后功能的恢复非常关键。目前,临床医生主要采用时钟面法、解剖残端法、骨性标志法来进行骨隧道的定位。

(1)时钟面法:这是一种直观的方法,通过将膝关节类比成一个时钟面,来确定骨隧道的准确位置(图18)。

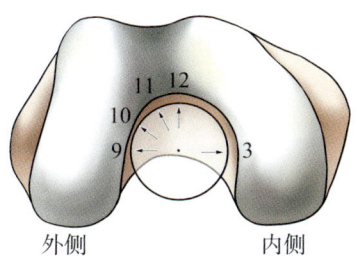

图18　右膝前交叉韧带骨隧道定位的时钟面法

(2)解剖残端法:由于大多数前交叉韧带损伤后,韧带的残端仍然存在,医生常结合时钟面法和残端定位法来确定骨隧道的准确位置。这种方法简单易行,效果良好。

(3)骨性标志法:对于陈旧性损伤,股骨残端可能已经吸收。在这种情况下,医生会在关节镜的帮助下清理残端区域,识别出关键的骨性标志。例如,通过识别髁间窝外侧嵴(住院医师嵴)来确定足印区的位置,以及使用外侧分叉嵴来区分前交叉韧带的前内侧束和后外侧束的止点。

59 全内重建手术在制作骨隧道方面有哪些优势?

全内重建手术在制作骨隧道方面采用"倒打钻"技术,建立的骨隧道内部较宽,而外部较窄。这种半长的骨隧道与传统的全长开放骨隧道相比,具有以下几方面明显的优势:

(1) 保留更多的骨量:由于粗隧道不需要穿透整个骨骼,这样可以保留更多的骨质。

(2) 减轻术后疼痛:由于手术对外层骨质的创伤较小,患者在手术后会感到更少的疼痛。

(3) 防止关节液渗漏:半长的骨隧道设计还有助于防止关节液从骨隧道中渗出,更有利于术后移植物的愈合及膝关节功能的恢复。

60 为什么全内重建手术通常选择袢钛板悬吊固定?

在前交叉韧带全内重建手术中,医生致力于在减少移植物需求的同时,确保术后膝关节的稳定和功能。袢钛板悬吊固定是一种常用的技术,它有几个显著的优点:

(1) 减少移植物长度:传统技术依靠螺钉挤压移植物固定,而袢钛板独特的设计使其能够实现移植物的悬吊固定,从而大大减少对移植物长度的需求。

(2) 增强稳定性:袢钛板提供一种牢固的固定方式,可以确保移植物在骨道内保持稳定,降低移植物移位的风险。

(3) 促进愈合:由于袢钛板的固定方式使得移植物与骨道之

间能够完全贴合，从而增加腱骨愈合的接触面积，加快愈合速度。

总之，袢钛板悬吊固定是一种安全、有效的方法，为患者重返正常生活和运动提供有力支持。

61 全内重建手术中袢钛板的种类有哪些？区别是什么？

在前交叉韧带全内重建手术中，医生会使用一种名为袢钛板的器械进行悬吊固定，目前临床应用中主要有可调袢和固定袢两种类型，其核心差异在于袢环长度是否可以调节。

可调袢允许医生根据患者骨隧道和移植物的情况调整袢环的长度，以实现骨隧道和移植物的完美匹配。由于可调袢的这种灵活性，医生在手术中可以更容易地找到最佳的位置和感知最适合的张力，从而降低手术的复杂性和难度，提升手术的精准度和效果。

与之相比，固定袢的袢环长度在生产时即已固定，无法在术中进行长度调整。这就要求医生在手术过程中，必须依据移植物和骨道的长度，选择合适尺寸的固定袢，对医生技术要求更高。但相比可调袢，它在固定强度方面通常高于可调袢，能够为移植物提供更为稳定的初始固定环境，有利于维持膝关节的稳定性，促进韧带的愈合和功能恢复。

62 全内重建手术在移植物固定方面有哪些优势？

全内重建采用悬吊固定方式固定移植物，是一种间接固定技术，与传统的螺钉直接固定方法相比（图19），它有几个显著的优势：

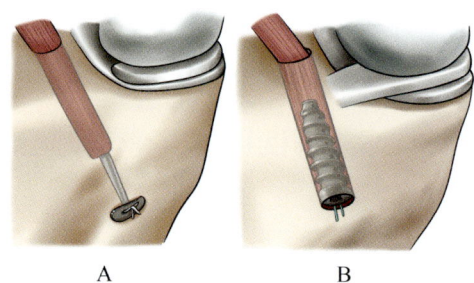

图19　全内重建手术（A）与传统重建手术（B）固定方式的对比（胫骨侧）

（1）增加腱骨愈合面积：这种固定方式有助于增加移植物与骨道接触的面积，从而促进它们之间的愈合。

（2）便于调节移植物张力：使用可调节袢环可以方便地调整移植物的张力，确保它在膝关节中能够发挥出最佳的效果。

（3）减少并发症：由于不直接挤压移植物，这种方法减少了因螺钉挤压对移植物造成的潜在伤害和并发症。

63　全内重建手术的悬吊固定会导致骨隧道变大吗？

在全内重建手术中，悬吊固定是一种常用的技术，但有些人会担心它会不会让手术后的骨隧道变得更大。这种担心主要源于移植物在骨隧道中的微动，医生形象地称之为"雨刷效应"（移植物在骨隧道内横向摆动）和"蹦极效应"（移植物在关节活动时反复拉伸）。

（1）发生原因

1）测量不精确：如果骨隧道的长度测量不够准确，就会导致移植物不能正确固定。

2）预留空间过多：为了确保固定袢钛板能够顺利翻袢，需要预留较多空间，这导致移植物不能被完全拉紧，从而产生微动。

（2）对策：为了解决这些问题，现在医生更倾向于使用可调袢钛板。其优点如下：

1）避免微动：可调袢钛板允许医生更精确地调整移植物的张力，减少不必要的移动。

2）初始强度更高：与传统挤压螺钉固定相比，可调袢钛板提供更强的初始固定力，并且手术全程中均可调整韧带的张力以获得最佳平衡，同时不会损伤骨隧道和移植物。

总的来说，使用可调袢钛板悬吊固定可以帮助减少术后骨隧道扩大的风险，因为它提供更稳定和更精确的固定方式。

64 为什么说全内重建手术尤其适合中国人？

谈到前交叉韧带损伤的治疗时，不难发现不同的体型往往对治疗方法具有重要影响。全内重建通常缩短移植物至 5.5～6.5 厘米，更适合中国人群特点。

相较于欧美人，中国人的体型普遍较为小巧，这一特点在女性患者中尤为显著。这种小巧的体型导致移植物的直径偏小，给传统的重建手术带来巨大的挑战。然而，全内重建手术的出现，为这些患者带来了希望。通过精妙的手术设计，它巧妙地节省移植物的用量，恰好弥补传统手术的不足。这样一来，即使体型瘦小的患者，也能享受到与传统手术相同甚至更好的治疗效果。

除了上述优势外，全内重建手术还以其更微创的特点，赢得众多患者的青睐。手术创伤的减少，意味着患者术后的痛苦也会相应减轻。而对于渴望尽快恢复运动能力的患者来说,全内重建手术更是一个福音。它缩短患者的康复周期,让患者能够更快地重返运动场,享受生活的美好。这一特点,无疑为那些热爱运动、追求活力的患者,提供一个理想的重建方式。

综上所述,全内重建手术以其独特的优势,成为中国患者的"定制之选"。它不仅解决传统手术所面临的难题,更以其微创、快速恢复的特点,赢得患者的广泛赞誉。在未来的日子里,有理由相信,全内重建手术将成为中国前交叉韧带损伤重建的首选方案。

65 全内重建手术会不会让术后疼痛感更轻?

全内重建技术作为一种先进的微创手术,理论上能减轻患者术后的疼痛。在实际生活中,确实有一些患者反映他们在接受全内重建手术后,感受到的疼痛非常轻微。尤其是采用全内技术实施翻修手术的患者表示,与第一次传统的重建手术相比,全内重建手术让他们在术后能够更快地恢复,减少疼痛带来的困扰。

然而,疼痛作为一种主观感受,它受到身体状态、心理因素和周围环境等多种因素的影响。这意味着,即使采用相同的手术方式和康复计划,不同患者在术后感受到的疼痛程度也会存在差异。因此,全内重建手术尽管理论和实践上具有减轻术后疼痛的优势,但并不能保证每个人都会如此。

> **生活案例**
>
> 张先生在接受全内重建手术后,表示术后疼痛非常轻

全内重建的优势

> 微,几乎不影响他的日常生活和康复训练。而李女士虽然也选择了全内重建手术,但术后却感受到一定的疼痛。经过医生检查,发现疼痛与她的身体状态、心理因素及康复进度等多种因素相关。通过调整康复计划和心理治疗,李女士的疼痛逐渐得到了缓解。

66 全内重建手术与传统重建手术在费用上有何差别?

当患者与医生谈论手术时,不仅关心手术的效果和安全性,还会不由自主地考虑到一个非常实际的问题——费用。手术费用对于患者及其家庭来说,是一个不得不考虑的经济问题。

全内重建手术费用可能相对较高,主要原因在于它需要使用一些特殊的器械。这些器械通常具有高精度和先进性,能够确保手术的顺利进行。在国外,这些特殊器械的成本往往较高,从而推高手术的整体费用。然而,在我国,情况却有所不同。得益于国家集中带量采购和医疗保险政策的实施,全内重建手术所需的特殊器械目前已通过国家大规模采购,大大降低费用。这意味着,患者在国内进行全内重建手术时,总体医疗费用已明显降低,与传统重建手术相比费用基本一致,全国各地的患者对于手术费用几乎都能够接受。

67 儿童和青少年可以采用全内重建手术吗?

儿童和青少年的身体正处于快速成长的阶段,他们的骨骼末端有一种特殊的结构——生长板,它决定着骨骼的长度和形状。这个重要的结构却异常脆弱,一旦在手术中受到损伤,就会影响孩子们的正常发育,甚至留下终身的残疾。

在传统的骨科手术中,为了固定和重建受损的前交叉韧带,医生通常需要制作较大、较长的骨隧道,并使用螺钉进行固定。然而,这种手术方式在儿童和青少年身上却面临着一个巨大的挑战:如何避免损伤生长板?由于生长板位于骨骼末端,且结构脆弱,传统的手术方式往往难以做到万无一失。因此,过去通常建议对未成年人采取保守治疗,或等到骨骼发育成熟后再考虑进行重建手术。但这种延期治疗会导致许多并发症且影响最终疗效,医生和家长们曾为此苦恼不已。而全内重建技术的出现为孩子们带来希望。这项先进的技术巧妙地避开生长板的问题,它将所有的移植物和固定装置都精确地放置在生长板之外,从而避免手术对生长板的潜在损伤。因此,家长不用担心手术会影响孩子的成长,这也是全内重建技术的精妙之处。

全内重建的康复

68 全内重建手术前需要做哪些康复训练？

在全内重建手术之前，进行一些特定的康复训练是非常有帮助的。以下是一些关键的康复训练内容：

（1）增强肌肉力量：通过专门设计的练习来加强膝关节周围的肌肉力量，如大腿前面的股四头肌和后面的腘绳肌。这些肌肉力量越强大，就能更好地支撑膝关节。

（2）提高膝关节活动度：做一些伸展和弯曲的运动，让膝关节保持灵活，这样可以为手术做好充分的准备。

（3）改善平衡性：平衡训练很重要，因为它可以预防患者跌倒，并且在手术后更容易完成日常活动。

（4）提升本体感觉：本体感觉是指对自己的肢体位置和动作的感觉，如闭眼时感知膝关节弯曲角度。通过训练可以增强对膝关节位置的感知，从而更好地控制自己的动作。

（5）加强神经肌肉控制：这涉及大脑和肌肉之间的协调，通过训练可以提高肌肉的反应速度和精确度。

69 膝关节活动需要恢复到什么程度才能进行全内重建手术？

我们可以把膝关节想象成一扇门，它连接着大腿与小腿，让我们能够自如地行走、奔跑、跳跃。而全内重建就像是给这扇门换上新的铰链。在换新铰链之前，需要确保门能够自由开关，不受阻碍。同样地，膝关节的主动和被动活动度锻炼是帮助这扇"门"恢复自由开关的关键步骤,这是在手术前需要做好的准备工作。这就引出一个问题:膝关节活动需要恢复到什么程度,才能进行全内重建手术呢?

如果在膝关节还没有完全恢复活动度之前就急于进行全内重建手术,那就像是在门还没完全修好时就急着换铰链一样。这样不仅会让门变得更难打开,甚至卡住,导致无法正常使用。同样,过早进行全内重建手术,也会增加术后纤维化的风险。

那么,如何才能准确把握全内重建手术的最佳时机呢?医生通常建议,在膝关节能够完全伸直,并且主动弯曲超过120°时,才可以考虑进行前交叉韧带全内重建手术。这是因为当膝关节恢复到这样的活动度时手术效果最佳,同时也能减少术后并发症的风险。

总的来说,全内重建手术需要患者在手术前做好充分的准备。而膝关节的活动度恢复,就是其中最为关键的一步。患者需要耐心地进行锻炼,让膝关节逐渐恢复到最佳状态,确保手术成功,让膝关节重新焕发活力。所以,如果正考虑进行全内重建手术,不妨先问问自己:"我的膝关节的'门'已经准备好了吗?"

70 全内重建手术后,如何进行康复?

在运动医学领域,有句俗话叫"三分靠手术,七分靠康复",这句话在前交叉韧带全内重建手术后尤为贴切。手术只是开始,真正的胜利还需术后的康复来巩固。建议所有接受前交叉韧带全内重建的患者,术后都要在手术医生的专业指导和监督下,遵循以下康复方案。当然,每个人的身体状况不同,功能恢复也有差异,以下康复方案仅供参考,也可以做适当调整。

（1）术后 2 周：康复的起始——打好基础，稳扎稳打。术后头 2 周，是康复的起始阶段，目标主要要有以下 4 个：

1) 控制炎症反应：手术后的膝关节难免出现肿胀和疼痛，这是身体的自然反应。但为了后续康复顺利进行，得先把炎症反应控制住。常用方法有冷敷、抬高腿部等。

2) 恢复膝关节活动度：膝关节需要重新变得灵活，至少要能完全伸直，屈膝达到 90°。这一步必不可少，医生会教患者一些简单的屈伸练习。

3) 部分负重行走：在支具和拐杖辅助下，患者可以尝试部分负重行走。慢慢增加腿部的负担，让膝关节逐渐适应重量。

4) 恢复股四头肌神经肌肉控制：一些简单的股四头肌等长收缩练习，能帮助恢复神经肌肉的协调性，为后续的康复打下坚实基础。

（2）术后 3～6 周：康复的进阶——增加活动度，增强力量。术后 3～6 周，康复进入第 2 阶段，在继续巩固前 2 周成果的基础上，目标进一步提升。

1) 膝关节活动度：膝关节的活动范围需要达到完全伸直至屈曲 120°。

2) 强化力量训练与平衡训练：除了让膝关节"动得开"，还得让它"撑得住"。强化力量训练，如半蹲、靠墙静蹲等，能增强腿部肌肉力量。平衡训练，如单腿站立、平衡板训练等，可以提高膝关节的稳定性，让患者在进行旋转运动、上下楼梯等活动中更稳当。

3) 负重行走：此时，患者可以逐渐增加负重，让膝关节逐步适应全身重量，为恢复正常行走做准备。

（3）术后 7 周至 6 个月：康复的冲刺——全面提升，迈向正常。术后 6 个月内，康复进入关键的冲刺阶段，目标是全面提升各项功能。

1）分阶段肌力目标：肌肉力量的恢复是个循序渐进的过程。康复医生会根据患者的情况，设定不同阶段的肌力目标，如从能完成简单抗阻训练到能进行更复杂的力量练习，逐步让腿部肌肉力量恢复到接近正常的水平。

2）灵活性训练：通过一些动态拉伸、关节活动度训练等，让膝关节在各种动作中都能灵活应对，减少再次受伤的风险。

（4）术后6个月后：康复的尾声——回归运动，重拾活力。术后6个月后，康复进入尾声，患者可尝试低强度活动，如散步、快走，逐步向恢复运动过渡。

71 如何预防全内重建手术后关节僵硬？

全内重建术后膝关节僵硬是"可防可控"的，关键在于早期干预和科学锻炼。

（1）膝关节僵硬　通常由以下原因引发：

1）炎症反应：手术创伤导致膝关节内积液、肿胀，限制活动范围。

2）瘢痕粘连：长期不活动，膝关节周围软组织发生粘连，阻碍膝关节弯曲和伸直。

（2）预防膝关节僵硬的方法

1）早期活动度训练：术后1～3天，在医生指导下开始被动屈伸练习，逐步恢复膝关节活动范围，避免长期制动导致的粘连。

2）髌骨松动：每天轻推髌骨（膝盖骨）向上下左右滑动，防止髌骨与周围组织粘连。

3）冰敷与加压包扎：术后72小时内，每2小时冰敷15分钟，结合弹性绷带加压包扎，减少关节积血和肿胀。

4）抬高患肢：休息时抬高患膝至心脏水平以上，促进下肢静脉血液回流。

5）股四头肌激活：进行等长收缩训练（如绷紧大腿肌肉保持10秒），防止肌肉萎缩。

6）合理负重：术后4周内拄拐部分负重，6周后逐步过渡到完全负重，避免因恐惧活动而限制膝关节功能。

72 全内重建手术后，膝关节会肿起来吗？

在全内重建手术后的早期阶段，患者可能会发现膝关节有些肿胀（图20）。这其实是一种正常的现象。因为手术本身是一种创伤，而身体对这种创伤的自然反应就是产生炎症反应，其常见表现就是肿胀。

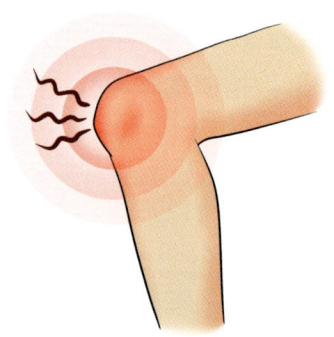

图20　全内重建术后膝关节肿胀

看到膝关节肿胀，患者便会有些担心。但其实，这种肿胀往往只是暂时的。随着时间的推移，通过适当的治疗和康复措施，如冰袋冷敷、抬高患肢，以及遵照医生推荐的其他方法，肿胀大多会逐渐减轻并最终消失。若肿胀持续2周未缓解,需及时就医以排除血栓或感染等风险。

73. 前交叉韧带全内重建手术后膝关节反复积液是什么原因？需要抽液吗？

膝关节积液是前交叉韧带全内重建术后常见的现象。术后早期（1~2周内）少量积液多属正常,是手术创伤引发的滑膜炎症反应。但若积液持续超过3周或反复出现,可能与以下原因有关：

（1）滑膜炎症未消退：手术中操作（如骨隧道钻孔、移植物固定）会刺激滑膜组织,导致滑膜充血、渗出增加。若术后过早活动或康复强度过大,炎症反应程度会轻度加重,导致积液增多。

（2）康复训练不当：过度屈膝训练、过早负重或剧烈运动,可能导致膝关节稳定性下降,步态异常,刺激滑膜持续分泌液体。例如,术后6周内强行"掰腿"超过120°,可能引发机械性滑膜炎。

（3）感染或免疫反应：极少数情况下,积液可能由细菌感染或异体肌腱引发的免疫排斥反应导致。此类关节积液常伴有膝关节皮肤红肿、发热、血常规中白细胞增多等。

（4）合并其他损伤：若存在半月板损伤未彻底处理,术后关节力学异常会加重磨损,导致炎症因子释放,引发慢性积液。

是否需要抽液,关键看以下几点：

1）积液量与症状：①少量积液（关节轻微肿胀,不影响活动）,可通过冰敷、加压包扎和口服非甾体抗炎药（如塞来昔布）缓解,无需抽液；②中至大量积液（膝关节明显肿胀、屈伸受限）,若保守治疗2周无效,建议抽液缓解肿胀,同时送关节液培养以排除感染。

2）积液性质：①淡黄色清亮液体，多为单纯炎性渗出，抽液后复发风险低；②血性或浑浊液体，需警惕感染或损伤，抽液后需结合细菌培养进一步检查。

74 全内重建手术后，切口多久才能长好？

全内重建手术目前通常采用微创技术，医生会在患者身上做很小的切口，这些切口不仅美观，而且大大减少手术对身体的创伤。一般来说，手术后 3 周左右，切口基本愈合。这段时间里，切口会经历从红肿到逐渐消退，从疼痛到慢慢减轻的过程，这些都是正常现象。

75 全内重建手术后，应该如何护理切口？

在前交叉韧带全内重建手术后，切口护理是确保切口顺利愈合和预防感染的重要环节。全内重建手术是一种微创手术，切口较小，但仍需精心护理。以下是术后切口护理的要点：

（1）保持切口清洁和干燥：术后几天内，医护人员会用无菌敷料覆盖切口，以保持切口清洁干燥，防止细菌感染。除非医护人员建议，否则不要自行拆开包扎切口的纱布或敷料。

（2）定期更换敷料：根据医生建议定期更换切口上的敷料。如果敷料被弄湿或污染，应及时前往医院更换。更换时使用无菌纱布和消毒材料。对切口进行消毒，以防感染的发生。

（3）观察感染迹象：护理过程中，注意观察切口是否有以下感染迹象。若有，应及时联系医生。

1）红肿热痛：切口周围明显红肿、发热、疼痛。
2）分泌物异常：切口有脓液或异常液体渗出，或有明显臭味。
3）发热：术后持续发烧，可能是全身感染的表现。

（4）减小摩擦和压力：术后切口应避免摩擦和压力。建议穿宽松衣物，以防切口开裂或延迟愈合。

（5）遵循服药指示：医生可能会根据手术情况，开具一些抗生素或消炎药物，帮助预防感染并减轻炎症反应。按时按量服用医生开具的药物，并遵循医生的指示非常重要，这是确保手术顺利康复的关键。

（6）避免过早剧烈活动：术后早期，避免患肢剧烈运动或负重，防止切口受拉扯开裂。通常需借助拐杖或支具，直到医生允许逐步恢复活动。

76 全内重建手术后，是否可以洗澡？

在前交叉韧带全内重建手术后，一般来说早期不建议立即洗澡。因为此时手术部位的切口需要保持干燥，以降低感染的风险。术后护理对于康复至关重要，以下是关于术后洗澡的几条小建议：

（1）切口需要保持干燥：术后切口通常会被包扎，护理人员会告知你如何护理切口。因为切口未完全愈合前，如果碰水可能会导致感染或延缓愈合。因此，术后通常需要等待 2～3 周，直到切口完全愈合或缝线拆除后才可以正常洗澡。

（2）术后早期可采用擦浴：在切口尚未愈合期间，建议使用擦浴保持个人清洁。可用湿毛巾擦拭身体，避免接触手术区域。

（3）防水措施：若术后需洗澡，可使用防水敷料或塑料袋包裹手术部位,确保切口不被水浸湿。可在医护人员指导下购买合适的防水产品,确保切口安全。

(4)遵循医护人员建议:每位患者的恢复情况不同,切口愈合速度也有所差异。遵循医生或护理人员的具体建议非常重要,他们会根据恢复情况告知何时可以安全洗澡。

77 全内重建手术后,饮食方面有哪些注意事项?

全内重建手术后,合理饮食对恢复有着不可忽视的作用。虽然手术本身并没有特别的饮食禁忌,但科学的饮食可以帮助身体更快地恢复。

首先,建议选择富含蛋白质的食物。因为蛋白质是促进组织修复的重要成分。在术后早期,身体处于较为脆弱的状态,富含蛋白质食物不仅有助于减轻身体的负担,还能提供必要的营养,促进切口的愈合。富含蛋白质的食物包括瘦肉、鱼、鸡蛋和豆制品等。

其次,新鲜的水果和蔬菜是全内重建术后饮食中不可或缺的一部分。它们富含维生素和矿物质,有助于增强免疫系统,让身体更有抵抗力。在康复的过程中,多吃这些食物不仅能帮助预防感染,还能加速康复的进程。

另外,保证充足的水分摄入也是全内重建术后饮食中的一个要点。足够的水分可以帮助身体排出废物,促进新陈代谢,让患者在康复过程中保持最佳状态。

> **生活案例**
>
> 小宋是一位热爱运动的年轻人,他在一次意外中损伤了膝关节,并接受全内重建手术。术后,小宋非常注重饮食的调理,选择清淡易消化的食物,多吃富含蛋白质的瘦肉和鸡蛋,同时保证每天摄入适量的蔬菜、水果和足量的水。在医生的指导和自己的努力下,小宋恢复得很快,仅6个月的时间,他就重新回到运动场上。饮食调理在全内重建术后康复中起到了重要的作用。

78 全内重建手术后,需要佩戴支具吗?

膝关节在经历全内重建手术后,医生可能会建议患者佩戴一个支具。这个支具就像是一个额外的"帮手",它的作用是让膝关节在愈合过程中保持在正确的位置,并帮助支撑膝关节,限制不适当的运动。这不仅有助于保护手术部位,还能减轻膝关节疼痛和肿胀,加快恢复过程。但是,是否需要佩戴支具,以及需要佩戴多长时间,这取决于患者的具体情况和医生的建议。有些情况下,支具只需在康复初期佩戴,而有些情况下需要较长时间的佩戴。重要的是遵循医生的指导,确保膝关节能够安全、顺利地恢复。

79 全内重建手术后,能热敷吗?

在全内重建手术后的早期阶段,膝关节往往会感到疼痛和肿胀。虽然热敷听起来像是一个舒缓疼痛的好方法,但在手术后的 6 周内,通常不建议这样做。这是因为热敷能够促进血液循环,这原本是好事,但在手术后的初期,过度的血液循环会加剧膝关节的炎症反应,导致肿胀更加严重。那么,面对疼痛和肿胀,患者该如何是好呢?这时,冰敷就成了"冷静使者"。冰敷能够帮助"冷却"炎症,减轻肿胀,为膝关节带来一丝清凉与舒适(图 21)。当然,冰敷也不是随意为之。需要在医生的指导下,掌握正确的冰敷方法和时间,以免过度冰敷导致皮肤受损。一般来说,每次冰敷 15～20 分钟,每天 2～3 次,就能达到不错的效果。请记住,因个体差异,在考虑热敷、冰敷或其他治疗方法之前,最好先咨询医生或物理治疗师。他们会根据具体情况,给出建议,为患者量身定制最合适的康复计划。

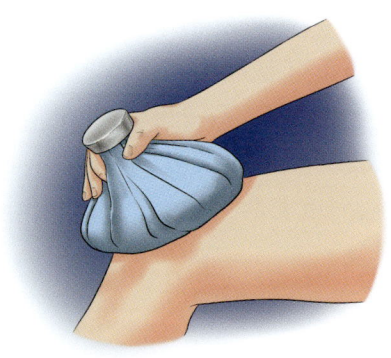

图 21　全内重建术后冰敷膝关节

80 全内重建手术后，冰敷是重要的康复手段吗？

在全内重建手术之后，冰敷膝关节是一个简单而有效的康复小妙招。在前交叉韧带全内重建后，身体正处于恢复期，手术部位可能正经历着肿胀、疼痛等不适。

冰敷之所以能够有效减轻手术部位的肿胀和疼痛，其背后的原理并不复杂。当冰冷的敷料与皮肤接触时，它会迅速带走局部的热量，使得血管遇冷收缩，从而减少血液向手术部位的流动。这样一来，肿胀和疼痛自然就能得到一定程度的缓解。同时，冰敷还能刺激神经末梢，产生一种"麻木"的感觉，进一步减轻疼痛感知。

当然，冰敷虽好，但也需要掌握正确的使用方法。首先，切忌让冰块直接接触皮肤，以免造成冻伤。最好的做法是用一块干净的毛巾或布料将冰块包裹起来，这样既能保证冰敷的效果，又能避免对皮肤造成不必要的伤害。

另外，冰敷的时间也需要控制在一个合理的范围内。一般来说，每次冰敷 15～20 分钟就足够了。过长时间的冰敷会导致局部血液循环受阻，反而不利于康复。一天之内可以进行多次冰敷，但具体次数和频率还需要根据实际情况和医生的建议来确定。

81 全内重建手术后，需要口服止痛药吗？

当患者勇敢地迈过全内重建手术这道门槛，随后手术带来的创伤与康复之路上的训练或许又会让患者感受到痛楚。别担心，这是身体在默默努力愈合的信号，也是每位患者康复的必经之路。那么,当疼痛来袭,是否可以求助于那小小的止痛药片呢?

全内重建术后,无论是手术本身的创伤,还是康复锻炼中肌肉的疲劳,都会让患者感受到不同程度的疼痛。疼痛虽令人不悦,但它也是康复进程中一个正常且必要的环节。

面对疼痛,首先可以考虑的是冰敷。冰敷不仅能够有效减轻肿胀,还能减缓神经传导速度,从而达到缓解疼痛的效果。然而,有时候冰敷不足以完全止住疼痛。这时,就需要在医生的指导下,适量使用止痛药物。适量服用止痛药,可以帮助患者更轻松地应对康复过程中的疼痛挑战。

止痛药虽好,但不可滥用。止痛药只是康复过程中的一个辅助手段,而非主角。擅自增加剂量或更改药物种类,会给身体带来不必要的负担,甚至影响康复效果。因此,在服用止痛药之前,一定要咨询医生的意见,并严格按照医嘱执行。

82 全内重建手术后,怎样知道是否有感染?

全内重建术后,医生和患者都希望一切顺利,但有时不速之客——感染,可能会悄然降临。

(1) 感染的"蛛丝马迹"

1) 切口处的"红灯":如果切口处皮肤突然变红,可能是感染正在示警。

2) 皮肤温度的"升温计":轻轻触摸切口附近的皮肤,如果感觉温度比周围皮肤明显要高,那就像是身体在说:"嘿,这里有点不对劲!"

3) 压痛感的"悄悄话":轻轻按压切口周围,如果感到疼痛或不适,就像是切口提醒:"注意我,我有问题!"

4）膝关节的"肿胀之谜"：如果膝关节突然肿胀起来，就像吹气球一样，尤其是消肿后再次肿胀，这可不是好事，感染可能就是幕后黑手。

5）关节引流液的"增多烦恼"：如果关节引流液突然增多，或者颜色、性质发生变化，那就像是在说："看看我，我有话要说！"

6）活动恢复的"慢动作"：如果感觉自己的活动恢复进度比预期要慢很多，就像电影里的慢动作镜头，那可能是感染在拖后腿。

7）全身疼痛和发热的"双重打击"：如果突然出现全身疼痛和发热的症状，就像遭遇双重打击一样，表明感染已经全面爆发了。

> **生活案例**
>
> 王先生在全内重建手术后，一直按照医生的嘱咐进行康复。然而，有一天，他发现自己的切口处有些发红，皮肤温度也比周围要高。起初，他误以为是正常反应，但随着时间的推移，这些症状越来越明显，还伴随着压痛感和膝关节的肿胀。王先生意识到不对劲，立刻联系了医生。经过检查，医生确诊王先生出现了感染，并及时为他制定了治疗方案。经过治疗，王先生的感染得到控制，康复进程也重新回到正轨。

（2）与感染的"智斗"

1）细心观察：细心观察自己的身体变化，不放过任何一个预示感染的细节。

2）及时就医：一旦发现感染的迹象，要立即就医，不要拖延。早期发现并及时治疗感染，可以防止其恶化。

3）信任医生：医生是我们的朋友，他们会根据具体情况制定最合适的治疗方案。所以，请相信医生的专业判断和建议。

4）保持积极心态：感染虽然可怕，但只要我们及时发现积极治疗，大多数感染都是可以被控制的。所以，请保持积极的心态，相信自己能够战胜感染。

综上所述，全内重建术后，通过细心观察自己的身体变化，及时发现并就医治疗，可以防止感染恶化，确保康复进程顺利进行。记住，医生是坚强后盾，与他们携手合作，共同战胜感染这个"不速之客"！

83 全内重建手术后，如何预防感染？

全内重建术后，预防感染是康复过程中的一个关键环节。以下是一些简单而有效的措施，可以降低感染风险。

（1）保持切口清洁干燥：在全内重建术后，遵循医生的指导，定期换药是至关重要的。每次换药时，都要确保切口周围干净无菌，避免让细菌有机可乘。同时，保持切口干燥也很重要，因为在切口完全愈合之前，不洁净的水很容易滋生细菌。所以，尽量避免让切口接触到水，洗澡时要格外小心！

（2）正确使用药物：严格按照医生的处方，按时、按量服用抗生素和其他药物，这些药物可以帮助预防感染。

（3）注意个人卫生：我们的双手每天都在与各种细菌和病毒"亲密接触"。因此，在全内重建术后，勤洗手就成了预防感染的基本措施。最好使用流动水和肥皂，搓洗至少 20 秒，让细菌无处遁形！

（4）观察切口变化：密切关注切口的恢复情况。如果发现切口周围出现红肿、发热、分泌物增多或其他异常症状，就要立即联系医生，让他们帮忙处理。记住，及早发现问题，才能更快解决问题！

（5）保持健康的生活方式：良好的营养和充足的休息有助于增强身体的抵抗力。确保饮食均衡，保证足够的睡眠。

（6）定期复查：按照医生的建议，定期去医院复查。医生会通过专业的检查，及时发现并处理任何潜在的感染问题。他们的"火眼金睛"能够捕捉到那些患者难以察觉的细微变化，从而确保康复进程的顺利进行。所以，不要忽视复查的重要性！

84 全内重建手术后，出现哪些症状应该马上去医院？

全内重建手术后的康复是一个循序渐进的过程。虽然一些不适是正常的，但如果遇到以下情况，这意味着需要医生的进一步评估和治疗，应该立即前往医院就诊：

（1）疼痛加剧：疼痛突然变得更严重，或者止痛药物似乎不再起作用。

（2）膝关节肿胀：肿胀突然加重，或者膝关节变得异常肿大。

（3）活动受限：膝关节的活动范围明显减小，或者无法像平常一样活动。

（4）发热：有发热症状，尤其是高热不退。

（5）其他难以忍受的不适：感到任何其他严重或持续的不适，影响正常生活或运动。

在康复期间，及时识别和处理这些问题是非常重要的，因为它们往往是并发症的早期迹象。不要犹豫，应立即寻求医疗帮助。

85 全内重建手术后,应该什么时候开始做康复锻炼?

随着手术技术的进步,现在有了更精细的全内重建手术方法,这意味着手术创伤更小,恢复时间更短。康复的理念也在不断更新,目前更倾向于早期开始康复锻炼,以帮助膝关节更快地恢复功能。

(1)早期康复:现代康复理念鼓励在全内重建手术后尽早开始康复锻炼,但这必须在不引起难以忍受疼痛的前提下进行。

(2)医生指导:具体的开始时间应根据医生的建议和个人情况来确定。医生会评估手术效果和身体状况,然后给出何时开始锻炼的建议。

86 全内重建手术后,康复锻炼的重点是什么?

全内重建手术后,康复锻炼是功能恢复过程中的重要一环。它的主要目标可以概括为以下几点:

(1)恢复膝关节稳定性:就像给摇晃的椅子加上稳固的脚垫,加强膝关节周围的肌肉和韧带,让膝关节重新变得稳定可靠。

(2)预防二次伤害:通过增强膝关节的稳定性和肌肉力量,有助于预防未来可能发生的半月板或其他结构的损伤。

(3)重返运动和日常生活:康复锻炼不仅帮助患者恢复运动能力,更应让患者可以无痛地进行日常活动,如走路、上下楼梯,甚至更高强度的运动。

总之，康复锻炼就像是为膝关节进行一次"功能重启"，无论是在运动场上还是在日常生活中，让膝关节能恢复到最佳的工作状态。

87 为什么全内重建手术后的康复锻炼需要在医生的指导下进行？

全内重建手术后，进行恰当的康复锻炼对于恢复膝关节的正常功能至关重要。就像学习骑自行车一样，需要有人在一旁指导和保护，以防意外情况的发生。同样的道理，康复锻炼也需要专业人士的指导，以确保锻炼的安全性和有效性。

在康复的不同阶段，所需的锻炼方法是不一样的。有些练习适合在早期进行，帮助增强肌肉力量和改善血液循环，而有些则需要等到后期，随着关节逐渐恢复稳定和力量时才能做。此外，康复锻炼需要持之以恒，如果在中途放弃，之前的努力就会白费。如果没有正确的指导会做错动作，这不仅会延迟恢复进程，甚至可能导致新的伤害。因此，遵循医生的建议，按部就班地进行康复锻炼，是确保膝关节安全恢复的关键。

88 全内重建手术与传统重建手术在康复时间上有何差别？

无论是全内重建还是传统重建，移植物都需要一段时间来适应新的角色。通常，全内重建手术后需要 6~9 个月的康复时间，患者才能重返运动场，享受运动的乐趣。在康复时间上，传统重建手术与全内重建手术并没有显著的差异。

89 为什么全内重建手术后的康复计划要因人而异？

全内重建手术的成功仅仅是起点,接下来的康复计划才是决定患者能否顺利回归日常生活与运动的关键。那么,为何全内重建手术后的康复计划需要为每位患者量身打造呢？

（1）个体差异：世界上没有完全相同的两片叶子,同样,也没有两个完全相同的身体。每位患者的身体条件,就像他们的指纹一样独一无二。年龄、性别、体重、肌肉力量、关节灵活性等看似微不足道的细节,实则对康复进程有着深远的影响。例如,年轻的患者恢复得更快,而年长的患者则需要更多的时间来适应和恢复。因此,康复计划必须充分考虑这些个体差异,以确保康复措施既安全又有效。

（2）手术细节：在全内重建手术中,移植物的选择和骨隧道的位置是决定手术成功的关键因素之一。不同的移植物（如自体肌腱、异体肌腱）在恢复过程中的表现各不相同。自体肌腱更容易与周围组织融合,而异体肌腱则需要更长的恢复时间。同时,骨隧道的位置也会影响康复的进程。因此,康复计划必须根据手术中使用的移植物类型和骨隧道位置进行个性化调整。

（3）恢复速度与生活方式：除了身体条件和手术因素外,患者的恢复速度和生活方式也是影响康复计划的重要因素。有些患者天生恢复能力强,能够迅速适应新的运动模式,而有些患者则需要更多的时间和耐心来逐渐找回感觉。此外,患者的生活方式也会对康复产生深远影响。热爱运动的患者需要更长时间的康复来重新建立肌肉力量和关节的稳定性,而平时较少运动的患者,则需要在康复过程中逐渐增加运动量,以避免肌肉萎缩和关节僵硬。

面对如此多的个体差异和影响因素,全内重建手术后的康复计划显然不能千篇一律。医生需要根据患者的具体情况,综合考虑身体条件、手术因素、恢复速度和生活方式等多个方面,为患者量身定制一套个性化的康复方案。这不仅可以提高康复效果,减少并发症的风险,还能让患者在康复过程中感受到更多的关爱和尊重。

90 什么是开链运动和闭链运动?

手臂或腿就像一串链条,每个关节都是链条上的一个环节。根据链条远端是否固定,可以把运动分为开链运动和闭链运动。

(1)开链运动:当手臂或腿的远端没有固定,可以自由移动时,就是在做开链运动。例如,当躺在床上,抬起腿在空中摆动时,腿就是自由的,这就是一个开链动作。这类运动通常让患者专注于活动一个特定的关节。

(2)闭链运动:当手臂或腿的远端是固定的,如脚站在地面上,身体(躯干)在运动时,就是在做闭链运动。例如,做蹲起动作时,脚固定在地面上,而身体在上下移动,这就是一个闭链动作。这种运动通常涉及多个关节的协调工作。

91 为什么全内重建手术后,闭链运动是首选的康复运动?

全内重建术后,康复计划需要紧密跟随移植物韧带化的自然过程。在这个过程中,闭链运动因其独特的优势而备受推崇。闭链运动是指在运动过程中，肢体的末端（如脚）是固定的，而不是自由移动的。

首先，闭链运动在进行时，膝关节承受的负荷相对较小，这使得它成为一种更安全的选择。因为在闭链运动中，肢体的远端是固定的，如站立时的脚部，这有助于分散膝关节承受的压力。其次，闭链运动通常涉及多个关节和肌肉群的协同工作，可以增强本体感觉功能。这种协同作用不仅模拟我们在日常生活中的动作，如走路、跑步，还模拟运动中的各种复杂动作。这样的运动模式对于增强关节的稳定性和提升力量至关重要。

总之，闭链运动通过模拟自然动作，帮助患者在术后恢复期安全地提升关节的稳定性和肌肉的力量，从而加快康复进程。当然，开始任何运动前，都应先咨询医生或物理治疗师，确保运动计划适合个人的具体情况。

92 全内重建手术后，哪些闭链运动有助于康复？

全内重建手术后选择恰当的闭链运动对于促进康复和增强关节稳定性至关重要。下面是一些具体的闭链运动，这些运动可以在医生或物理治疗师的指导下安全进行。

（1）站立腿弯举：站立时，将足跟抬起，只用足尖站立，然后慢慢放下足跟。这个动作有助于加强小腿肌肉。

（2）靠墙深蹲：背靠墙壁，双脚与肩同宽，慢慢下蹲至大腿与地面平行，保持背部紧贴墙壁。这个动作有助于练习正确的深蹲姿势，同时减少膝关节的压力。

（3）台阶升降：站在台阶前，将手术侧的足跟抬起，只用足尖站立，然后慢慢降低足跟至台阶下，再抬起。这个动作有助于加强小腿和大腿肌肉。

在进行这些闭链运动时,重要的是要控制动作的速度和幅度,避免过度用力或快速移动,以减少对重建韧带的潜在压力。务必在医生或物理治疗师的指导下进行这些运动,以确保安全并达到最佳的康复效果。

93 全内重建手术后,应该什么时候开始做闭链运动?

在全内重建手术后,尽早开始闭链运动是康复过程中的一个重要步骤。闭链运动是一种特殊的锻炼方式,它可以在不移动足部的情况下,帮助腿部肌肉得到锻炼,加强腘绳肌力量,这对于膝关节的稳定和整体康复非常关键。通常,在医生或物理治疗师的指导和监督下,可以在手术后不久就开始进行一些基础的闭链运动,以不引起明显疼痛为限度。

94 全内重建手术后,为什么进行开链运动还有争议?

全内重建手术后,开链运动是恢复过程中的重要部分,但关于何时以及如何进行开链运动,专家们的意见并不完全一致。开链运动是指在运动过程中,肢体的远端不固定,可以自由移动。其原因如下:

(1)移植物的脆弱性:手术后早期,新植入的移植物还比较脆弱,如同嫩枝一样需要小心呵护。进行开链运动会增加移植物受损的风险。

（2）运动强度：一些高强度的开链运动会对膝关节和移植物造成过大的压力。因此，通常建议在手术后至少 6 周内避免进行这类运动。

尽管存在争议，但有些低强度的开链运动在手术后是可以立即进行的，如直腿抬高运动（图 22）、膝关节屈伸运动（图 23）和踝泵运动（图 24）。这些运动对膝关节和移植物的压力较小，可以帮助增强肌肉力量，同时减少受伤风险。

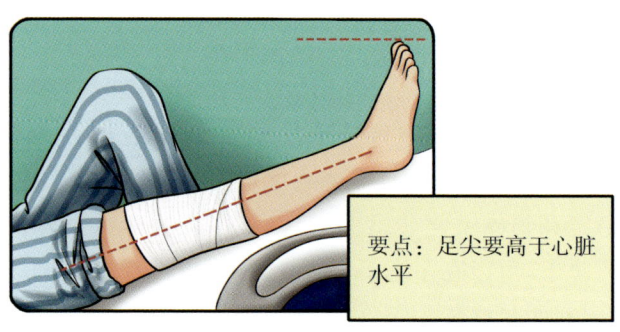

图 22　直腿抬高运动

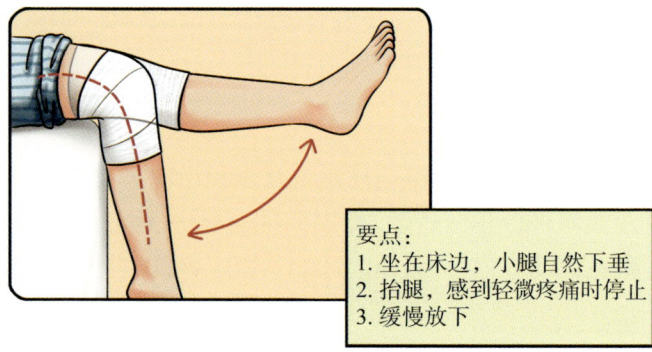

图 23　膝关节屈伸运动

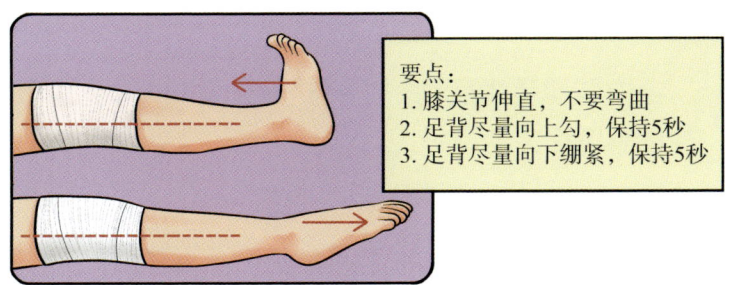

图 24　踝泵运动

95 全内重建手术后,哪些开链运动可以帮助恢复?

在全内重建术后,做一些特定的开链运动对康复很有帮助。这类运动有助于增强肌肉力量和关节的灵活性。除了前面介绍的 3 种可以在手术后立即进行的开链运动外,还有以下适合做的开链运动:

(1) 股四头肌等长收缩锻炼:患者取仰卧位,患侧腿平放在床面,足掌垂直于床面形成 90°。绷紧大腿肌肉,保持 3~5 秒,再放松。注意患侧腿要贴近床面。

(2) 足跟滑动:患者坐在椅子上,足跟着地,尝试用足跟在地面上向后滑动,然后再向前滑动。这个动作有助于增强小腿肌肉。

在医生或物理治疗师的指导下进行这些运动,以确保安全并达到最佳的恢复效果。每个人的恢复情况不同,所以应根据自己的实际情况调整运动的强度和频率。

96 全内重建手术后，膝关节伸不直、屈曲不到正常怎么办？

在经历一场全内重建术后，患者满心期待着膝关节能重焕新生，自由伸展、灵活弯曲。然而，有时现实却不尽如人意，术后几周，可能会发现膝关节似乎变得有点"固执"，要么伸不直，要么屈曲不到位，这可怎么办呢？

（1）术后初期的"小尴尬"：手术后，膝关节周围的组织需要时间来适应和恢复，这就像一台久未使用的机器，刚开始运转时总会有些生硬，需要磨合。因此，在手术后的4～6周内，如果感觉膝关节的活动范围没有恢复到预期，如伸直时还差那么一点点，或者屈曲时角度总是不够，这都是正常现象，不必过于焦虑。

（2）解锁膝关节的"秘密武器"——手法松解：为了更快地恢复膝关节的活动度，医生常会推荐患者进行"手法松解"。通过专业的手法，轻柔地拉伸和放松膝关节周围的肌肉、韧带和关节囊，从而逐渐增加关节的活动范围。这个过程需要在专业人员的指导下进行，确保既安全又有效。

（3）加强训练，唤醒沉睡的肌肉：除了手法松解，加强训练也是恢复膝关节灵活性的关键。通过一系列精心设计的康复练习，如关节活动度训练、肌肉力量训练以及平衡协调训练，可以有效激活膝关节周围的肌肉群，让它们重新"苏醒"过来，为膝关节提供强有力的支撑和保护。

（4）麻醉下的手法松解：如果到了手术后8～12周，膝关节主动活动度仍然达不到90°，这就意味着需要采取更进一步的措施了。这时，医生会建议在麻醉状态下进行手法松解。别担心，这并不是什么大手术,而是在完全放松的状态下,医生能够更加有效地进行松解操作,帮助膝关节突破"瓶颈"。

(5) 最后的"杀手锏"——关节镜下松解手术:如果手法松解后仍然效果不佳,或者因为种种原因在12周内没有及时进行,医生会考虑采用关节镜下的松解手术。通过关节镜,在直视下精准地处理导致活动受限的问题,如粘连的组织、增生的瘢痕等。手术虽小,但效果显著,往往能帮助患者迅速恢复膝关节的正常活动范围。

总之,全内重建术后膝关节伸不直、屈曲不到正常的情况虽然令人困扰,但通过科学的方法、合理的训练以及积极的心态,患者完全有能力克服这一挑战,让膝关节重新焕发活力,回归自由灵活的状态。

97 全内重建手术后,怎样有效地锻炼膝关节的活动度?

恢复膝关节的活动度是全内重建术后康复中的一个重要环节。以下是一些有效的方法来帮助膝关节重新变得灵活:

(1) 早期开始:在手术后的早期阶段就开始进行膝关节的活动度锻炼,这有助于减少僵硬并促进恢复。

(2) 主动锻炼:主动锻炼是指患者自己控制肌肉来移动膝关节,如做腿的屈伸运动。

(3) 被动锻炼:被动锻炼是指借助外力,如物理治疗师的帮助或使用特定的康复设备来锻炼膝关节。

(4) 设定目标:医生或物理治疗师会设定具体的康复目标。例如,通常推荐在手术后4周,膝关节被动活动度至少能达到90°。

这意味着在没有主动肌肉用力的情况下,膝关节能够被弯曲到大腿和小腿形成直角的程度。

(5) 继续进步:到了手术后 6 周,膝关节主动活动度应至少达到 90°。

(6) 持续监测:在整个康复过程中,应持续监测康复进展,并根据医生或物理治疗师的指导调整锻炼计划。

(7) 个体化方案:每个人的恢复速度和程度都是不同的,因此锻炼计划应该是个体化的,根据具体情况来制定。

98 全内重建手术后,多久可以开始运动?

每个人的手术细节、身体状况以及康复计划都不尽相同,所以恢复的时间也会有所差异。通常,医生会建议在全内重建手术后至少等待 6 个月才开始考虑恢复运动。这个时间点是为了确保移植物有足够的时间来愈合和适应。但是,这并不意味着每个人都可以在 6 个月后立即投入中等强度的运动。恢复运动应该是一个渐进的过程,从轻度活动开始,逐步增加强度和难度。这样可以帮助身体逐步适应,同时降低再次受伤的风险。

99 全内重建手术后,怎样才能知道可以重返运动场了?

全内重建手术后,由于每个人的身体状况和运动需求不同,不能简单地通过时间(6~9 个月)来衡量何时可以恢复运动。以下是一些评估是否准备好重返运动的标准:

（1）膝关节稳定性：膝关节需要恢复足够稳定，能够在运动中承受各种动作的挑战。

（2）活动度：膝关节的弯曲和伸展范围应接近正常，这样才能在运动中自如地活动。

（3）肌肉力量：腿部和膝关节周围的肌肉需要有足够的力量来支持运动，并保证膝关节的稳定。

（4）心理状态：心理状态也很重要，患者需要对重返运动重拾信心，并且克服恐惧或焦虑情绪。

100 全内重建手术后，如何科学防护以远离再次损伤？

前交叉韧带全内重建手术后，恢复之路既充满挑战也充满希望。正确的防护措施不仅能更快恢复，还能有效避免再次受伤，让运动生涯或日常生活更加安心无忧。

（1）严格遵守医嘱，合理休息与活动：术后初期，膝关节需要一个相对安全的环境来愈合。医生会根据具体情况制定康复计划，包括何时开始活动以及活动的强度等。应严格遵守医嘱，避免过早或过度活动，以免给重建的韧带造成不必要的压力。

（2）正确佩戴支具，为膝关节加把"安全锁"：术后一段时间内，医生可能会建议患者佩戴膝关节支具。支具不仅能提供额外的支撑，还能限制膝关节的不当活动，为重建的韧带创造最佳的愈合条件。

（3）循序渐进地康复训练：随着康复进程的推进，患者将逐渐开始一系列针对性的康复训练。这些训练旨在增强膝关节周围肌肉的力量和灵活性，提高膝关节的稳定性。

(4)生活细节的"小心机":①上下楼梯时尽量使用健侧腿先上或先下,减少对患侧膝关节的压力。②保持良好的坐姿和站姿,避免长时间交叉双腿或跪坐,以减少对膝关节的压迫。③在康复期间,尽量避免频繁屈膝或负重的家务劳动,如搬重物等。

(5)重返运动的"安全攻略":当感觉膝关节功能已经基本恢复时,就可以考虑逐步重返运动场了。这个过程一定要循序渐进,从低强度、低风险的运动开始,逐渐过渡到高强度、高对抗性的运动。选择合适的运动装备也是避免再次受伤的关键。一双具有良好支撑性和缓震性能的运动鞋、专业的运动护具等都能为运动安全保驾护航。每次运动前后都要做好充分的热身和拉伸活动。热身可以帮助提高肌肉温度和灵活性,减少受伤风险,而拉伸则有助于缓解肌肉紧张,促进恢复。

(6)心理调适与生活习惯的改善:康复过程会遇到各种挑战和困难,但保持乐观的心态很重要。相信自己能够战胜困难,积极面对康复过程中的每一个阶段。保持良好的作息习惯、均衡的饮食以及适量的运动都有助于促进膝关节的康复。同时,戒烟、戒酒等健康生活方式也是不可忽视的。

图书在版编目(CIP)数据

全内技术重建前交叉韧带100问/徐卫东,冯建豪,徐一宏编著. --上海:复旦大学出版社,2025.8.
(关节骨病及运动损伤科普知识100问系列). -- ISBN 978-7-309-17782-4

Ⅰ. R686.5-44

中国国家版本馆 CIP 数据核字第 2025WS5090 号

全内技术重建前交叉韧带 100 问
徐卫东　冯建豪　徐一宏　编著
责任编辑/肖　芬

复旦大学出版社有限公司出版发行
上海市国权路 579 号　邮编:200433
网址:fupnet@fudanpress.com　http://www.fudanpress.com
门市零售:86-21-65102580　团体订购:86-21-65104505
出版部电话:86-21-65642845
上海丽佳制版印刷有限公司

开本 890 毫米×1240 毫米　1/32　印张 3.875　字数 93 千字
2025 年 8 月第 1 版
2025 年 8 月第 1 版第 1 次印刷

ISBN 978-7-309-17782-4/R·2151
定价:65.00 元

如有印装质量问题,请向复旦大学出版社有限公司出版部调换。
版权所有　侵权必究